# GUIDE

## PITTORESQUE & MÉDICAL

DU

# BAIGNEUR

A

## DAX (LANDES)

Par le Dr Charles LAVIELLE

Médecin de l'Etablissement thermal des Baignots

PRIX : 1 FR. 25

EN VENTE

Chez MÉDAN, libraire, rue des Carmes, à Dax
et à l'Etablissement des Baignots

Imprimerie JUSTÈRE, rues Neuve et St-Vincent

1886

# GUIDE

# PITTORESQUE & MÉDICAL

DU

# BAIGNEUR

## A DAX

# GUIDE

# PITTORESQUE & MÉDICAL

DU

# BAIGNEUR

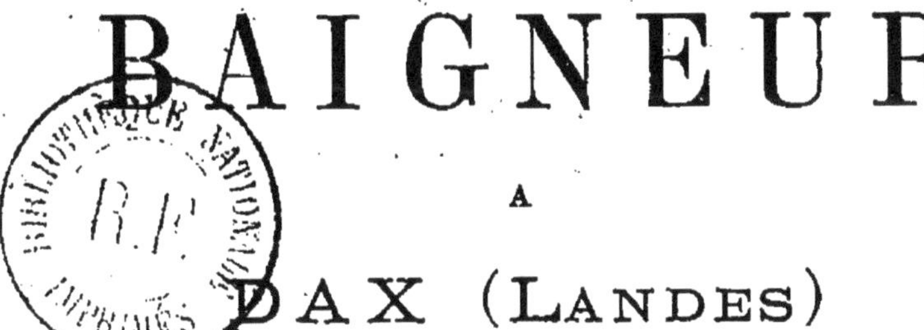

A

# DAX (LANDES)

**Par le Dr Charles LAVIELLE**

Médecin de l'Etablissement thermal des Baignots

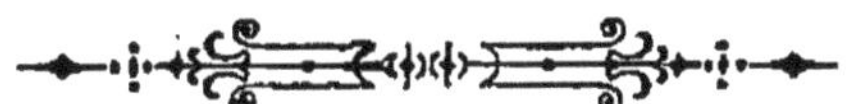

DAX

J. JUSTÈRE, IMPRIMEUR ET ÉDITEUR

RUES NEUVE ET SAINT-VINCENT

1886

# DAX

## SON HISTOIRE — SES HOMMES CÉLÈBRES — MŒURS ET COUTUMES — COSTUMES PATOIS — ETHNOGRAPHIE — INDUSTRIE

Dax, chef-lieu du département des Landes, est une charmante petite ville bâtie sur la rive gauche de l'Adour. Elle est située à 43°42 de latitude septentrionale et vers le 3°24 de longitude occidentale, à 760 kilomètres de Paris et à 50 kilomètres de Bayonne. Son élévation au-dessus du niveau de la mer est de 13 mètres environ. Sa population est de 10,250 âmes.

On ignore par qui et à quelle époque elle fut fondée, son origine se perdant, selon l'expression consacrée, dans la nuit des temps dits préhistoriques.

L'eau sortant bouillante du sol sur les bords de l'Adour, le plateau formant le sommet d'un monticule ophitique, connu aujourd'hui sous le nom de Tuc d'Eaüze (1) (*mons urens*) et qui domine la plaine

(1) Sur ce monticule, au bas duquel se trouve l'Etablissement thermal des Baignots, on voit l'ancienne habitation de Borda transformée aujourd'hui par les prêtres de la mission (Lazaristes) en un magnifique séminaire. On y remarque aussi

environnante, tout dans l'emplacement occupé par la ville actuelle, était fait pour attirer les populations primitives, les décider à s'y établir et à y construire un oppidum et une première bourgade.

Il dut en être ainsi, car dans les fouilles pratiquées sur l'allée des Baignots, lors de la construction de la maison Séris, M. Raimond Pottier a recueilli dans les boues thermales qui sont immédiatement au-dessus des rochers divers instruments en silex, des poinçons en os travaillé et une hache en quartzite taillée. En outre, la découverte de nombreux pilotis, de tessons en poterie grossière, de haches polies, de flèches barbelées trouvées dans les terrains de la ville et aux alentours, dans un périmètre assez

une tour élevée par ce célèbre marin et physicien et qui lui a servi d'observatoire.

« A-t-on tort ou raison de considérer ce monticule comme le « siège d'un volcan éteint et le foyer qui échauffe les eaux « dont Dax se glorifie ? Le volcan fut-il au Pouy d'Eaüze ou « aux environs ? Et en supposant que ces lieux ont été fouillés « par un feu souterrain, le feu du volcan couve-t-il encore « dans le même endroit, mais à une profondeur telle que l'ha- « bitant qui a creusé les fondements de sa demeure sur sa « croûte, puisse reposer tranquillement ? ou bien, quelle que « soit sa profondeur, dans quel lieu doit-on supposer le « soupirail de ce redoutable ennemi ? Dax, Préchacq, Tercis, « Saubusse, ne peuvent-ils pas être considérés comme tels, et « dans ce cas, n'a-t-on pas raison de croire qu'il n'y aurait pas « de sûreté si les sources tarissaient tout-à-coup ? » — *Manuscrits de Thore.*

Cette idée développée par M. Thore dans un mémoire publié en l'an 8, se trouve consigné dans le Magasin Encyclopédique. — 6e année. — T. III, page 169.

restreint, atteste que, à cette époque préhistorique, Dax était déjà le centre d'une population nombreuse et agglomérée (1).

Au moment où s'ouvrit pour la Gaule la période historique, la réputation thermale de la ville de Dax était grande, puisque d'après *Marca*, les riches citoyens de la Gaule Narbonnaise venaient demander à ses eaux le rétablissement de leur santé.

A l'époque de la conquête de la Gaule par les Romains, Dax était habité par la tribu des Tarbelles (Tarbelli) (2), et les historiens (3) la désignent sous les noms d'*Aquæ Tarbellicæ* et d'*Aquæ Augustæ* (4).

(1) Du Boucher. — Aquenses primitifs.

(2) *Bullet*, dans son « Dictionnaire celtique » fait dériver ce nom de deux mots, dont l'un « Tar » signifie « Exhalaison » et l'autre « Bayl, » Chaude. Dax était donc déjà, pour les celtes, la ville aux *vapeurs chaudes*.

(3) Itinerarium gallicum, Appendix, page 7. — Lyon 1596.
César. — De Bello Gallico, l. III.
Pline. — Livr. IV, cap. XXXIII.
Elias Vinetus. — XXIV *parentalium*.
Paulus Merula. — Cosmogr. lib. 3, cap. 34.
Ptolémée d'Alexandrie.
Strabon. — l. IV, cap. II.

(4) Les Eaux Tarbelliennes « *Aquœ Tarbellicœ* » furent honorées de la visite d'Auguste César et de sa fille Julia, et la ville, à cette occasion, changea de nom et prit celui « d'*Aquœ Augustœ* (Strabon).

Voici ce que dit Thore dans ses *Manuscrits* : « Cependant « cette conquête ne fut que passagère sous le gouvernement « de César ; elle ne fut complète qu'après l'expédition de « Messala qui réduisit l'Aquitaine sous la puissance d'Auguste « et changea le nom de notre ville « *Aquœ Tarbellicœ* » en « celui « d'*Aquœ Augustœ*. »

Parmi les nombreuses populations indépendantes et aguerries qui occupaient alors la province d'Aquitaine, celle des Tarbelles jouait un rôle considérable. Pendant vingt-cinq ans d'une lutte énergique, ces vaillantes tribus, réunies par l'amour de la patrie et de la liberté, disputèrent pied à pied leur sol aux armées de Rome, lorsque le reste de la Gaule était déjà romain. L'Aquitaine fut enfin obligée de se soumettre, épuisée par deux campagnes malheureuses. La cité Tarbellienne jouit d'une grande prospérité sous le joug du vainqueur, et grâce au génie industrieux de ses habitants, elle acquit une telle importance qu'elle mérita d'être placée au second rang parmi les villes de la Novempopulanie et qu'elle devînt le siège d'un proconsulat. Les nombreuses inscriptions découvertes dans la maçonnerie des remparts et dans diverses fouilles (1), les médailles, le grand nombre de camps retranchés et de postes fortifiés qui existent dans un rayon de quelques kilomètres autour de la ville et les travaux que les conquérants firent dans la cité des Tarbelles prouvent l'importance que la ville avait acquise. Les Romains en effet y bâtirent des bains de marbre (*Solia marmorea, Romanæ ibi magnificentiæ*

(1) Ces inscriptions, déposées au musée municipal de Borda, ont été traduites par M. Emile Taillebois.

*vestigia*) (1) qui avoisinaient la Fontaine-Chaude. Ils construisirent un aqueduc monumental qui conduisait en ville les eaux d'une source située au sud de l'Eglise de St-Paul-lès-Dax, en passant près de l'ancien pont sur l'Adour qui était également de construction romaine et qui fut emporté en 1770. Ils édifièrent un grand nombre d'établissements balnéaires dont l'un devait se trouver près de celui des Baignots, car M. Pottier y a découvert des conduites d'eau en briques datant de cette époque et indiquant qu'en ce lieu devait s'élever un de leurs Thermes. Des mosaïques et des substructions ayant appartenu à des édifices importants ont été trouvés sur divers points. On a découvert aussi dans les environs des villas luxueuses, surtout dans le quartier de « La Torte » (2) défriché par les templiers qui en devinrent propriétaires, en 1140. Enfin, en 1855, M. Dompnier de Sauviac a rencontré dans les déblais du cimetière de Saint-Vincent-de-Xaintes (faubourg de Dax), de magnifiques sarcophages et des sépultures plus

(1) *Dom Bouquet.* — (Collection des Historiens de la Gaule et de la France) « Au-dessous de Dax (in suburbano), sont les « restes d'un vieil aqueduc, et dans la ville le bord de la « Fontaine chaude offre des marches de marbre (solia mar- « morea), vestiges de la magnificence romaine (romanæ ibi « magnificentiæ vestigia.) »
*Oihenartus mauleosolensis :* Notitia utriusque vasconiæ tum ibericæ tum aquitaniæ. 1638, p. 467.

(2) La Torte, quartier suburbain de Dax, situé au sud de la ville des côtés de la route qui conduit à Peyrehorade.

humbles qui étaient évidemment des trois premiers siècles de notre ère. Tous ces tombeaux contenaient des urnes, des boucles, des armilles, des fibules, etc., etc. (1).

Le monument le plus remarquable laissé à Dax par l'occupation romaine fut sans contredit la magnifique enceinte qui existait encore presque intacte il y a quelques années, mais que le développement croissant de la ville a forcé depuis à démolir dans sa plus grande partie. (2) Rien ne prouve mieux, en effet, l'importance militaire que les Romains attachaient à leur nouvelle conquête que le soin qu'ils avaient pris de l'entourer de formidables murailles dont ils avaient coutume de fortifier les points stratégiques à la conservation desquels ils avaient intérêt. Elles furent pourtant impuissantes à résister aux hordes barbares dont le flot envahit l'Empire au commencement du Ve siècle ; car elles venaient à peine d'être terminées lorsque les Vandales d'abord, en 409, puis les Visigoths en 414, s'emparèrent successivement de la ville après plusieurs assauts énergiquement soutenus par les habitants comme par la garnison. Elle resta entre les mains des Visigoths jusqu'à la bataille de Vouillé

(1) Dompnier de Sauviac. — St-Vincent-de-Xaintes et sa cathédrale. — Dax, 1855.

(2) Voir plus loin aux « *Curiosités* » la description de ces Remparts.

(507) où Clovis tua de sa main leur roi Alaric, et à la suite de laquelle il soumit tout le pays depuis la Loire jusqu'aux Pyrénées. Après la bataille de Vouillé, l'Aquitaine se soumit à la domination franque qui dura jusqu'en 558, époque où les Vascons, descendant des Pyrénées, s'emparèrent de Dax (1).

En 602, une armée envoyée par les rois Thierry et Théodebert prit les villes de Benearnum, (Lescar ?), Aire et Dax et força les Vascons à reconnaître la souveraineté des Francs.

En 731, les Maures d'Espagne, sous la conduite de Zama, prirent les villes de Dax et de Bayonne ; cette première invasion fut anéantie par Eudes, duc de Gascogne, près de Toulouse.

En 751, les mêmes Maures, sous la conduite d'Abdérame, franchirent de nouveau les Pyrénées pour aller se faire battre par Charles Martel, entre Tours et Poitiers et ils durent traverser, en le dévastant, tout le pays qui s'étend entre l'Adour et la Garonne.

En 778, Charlemagne, en se rendaut en Espagne, s'empara de Dax. Son nom est resté à la voie romaine (pas de Charlemagne), au col où elle traverse le rocher du Pasteur (commune de Sorde).

(1) *Oihenart* assure que les Vascons lui donnèrent le nom d'Axis, d'où l'on aurait fait Acqs, Axs, Ax, Dax, (H. Tartière, archiviste des Landes).

En 812, Louis le Débonnaire, vint en personne faire le siège de Dax où s'était enfermé le duc de Gascogne, Aldaric. Les Gascons, se fiant à la force des remparts, refusèrent de traiter et repoussèrent l'armée franque qui changea le siège en blocus. Pressé par la famine, Aldaric se rendit au camp de Louis, et obtint facilement de ce prince la levée du blocus.

En 848, les Normands, après avoir saccagé Bordeaux, qui leur fut livré par la trahison des Juifs (Marca), se jetèrent sur l'Aquitaine qu'ils pillèrent. C'est à cette invasion que la ville d'Auguste, qui avait jusque-là conservé sa splendeur, dut sa ruine. Voici comment s'exprime à ce sujet le « Cartulaire de Bigorre. »

« Après cela, ils se jetèrent avec une grande « fureur sur la remarquable ville de Dax (*maxima « furia invecti ad nobilissimum oppidum Aquis*). « Cette ville alors brillante et riche (*tunc lautum et « pingue*), est aujourd'hui dégénérée. Poussés par un « esprit qui excitait toute la malice de leur âme, ils « assouvirent leur rage avec une violence illimitée. »

« A cette nouvelle, les Vascons, qui comptaient « intérieurement sur leur nombre et sur leur valeur « marchent à leur rencontre ; mais la lutte engagée, « les Vascons, accablés par le poids de leurs « crimes se laissèrent massacrer ; ils furent vaincus

« et couchés sur le sol. Le peu d'entre eux qui « survécurent trouva son salut dans la fuite. »

« Mais les féroces Danois (Normands), se voyant « victorieux, s'empressèrent de gagner la ville pour « la détruire, renversant jusqu'à la base les super- « bes édifices de cette cité (*cujus speciosissima « ædificia detrahentes ad ima*) ; ils détruisirent les « thermes impériaux qui servaient aux baigneurs et « les canaux qu'on y avait construit pour l'écoulement « des sources salutaires. (*Thermas imperiales « balneoranis habentes usum et venas salutiferas « quæ illic antiquitus constructæ fuerunt, demoliun- « tur.*) »

« Ensuite, ils se portent vers les villes de Bayonne « (Labour), Oloron et Lescar. (*Deinde ad reliquas « civitates convertuntur, scilicet Laburdis, Oloronis « et Lascurris.*) »

En 925, les peuples Aquitains et les Francs se réunirent pour combattre les Barbares.

Vers 980, l'église étant en repos, Aldaric, moine de Cluny, appelé en Gascogne pour rétablir les monastères ruinés, fut pourvu de l'évêché de Dax. Les Normands firent une nouvelle invasion dans la contrée et débarquèrent à Capbreton. Aldaric fut obligé de quitter son diocèse et de se réfugier à Reims, chez le comte Haribert (manuscrits de Compaigne et de Thore) : Dax fut de nouveau saccagé ; enfin le duc Guillaume, descendant de Clovis, par

Eudes, petit neveu de Dagobert, rencontra les envahisseurs dans la plaine de *taleyras* (Taller, canton de Castets, à 20 kilomètres au nord de Dax) et il les mit en déroute complète, si bien que depuis ils ne reparurent plus dans les pays. Ce duc Guillaume fonda plus tard l'abbaye de Saint-Sever et il explique lui-même dans la Charte constatant cette fondation, qu'il avait dû la victoire à l'intervention de ce saint apôtre de la Chalosse. Il dit que le glorieux martyr dont il avait imploré le secours, avait apparu pendant la bataille porté sur un cheval blanc, revêtu d'une armure magnifique et éclatante, tuant et abattant les corsaires. D'après le cartulaire de Condom, les landes de Taller étaient encore plus d'un siècle après couvertes des ossements des Normands.

C'est vers cette époque que Dax commença à avoir ses vicomtes particuliers, sous la suzeraineté des ducs de Gascogne (Marca).

Ils eurent de fréquents démêlés avec leurs voisins, notamment avec les vicomtes de Béarn.

Un de ces derniers s'empara de Dax, en 1107, après une bataille dans laquelle Navarrus, son vicomte, fut tué. Quelque temps après, ses fils reprirent aux Béarnais le domaine de leur père (Marca).

Le mariage d'Eléonore d'Aquitaine avec Henri II d'Angleterre fit passer la ville de Dax sous la domination anglaise, en 1152 ; les nouveaux maîtres, voulant s'attacher la population, lui accordèrent un grand nombre de privilèges.

Cependant, un gouverneur anglais, Raoul de Lafaye, ne tenant pas compte de ces privilèges, greva la contrée d'impôts et amena, par ses exactions, une révolte des seigneurs du pays.

Richard-Cœur-de-Lion dut venir en Gascogne à la tête d'une armée.

Centule, vicomte de Bigorre, et Pierre II de Dax, s'enfermèrent dans la ville. Richard parut sous les murs le lendemain de la Noël 1175 ; et après dix jours de siège, il contraignit la place à lui ouvrir ses portes et à recevoir ses lois.

Richard s'étant éloigné, le vicomte se révolta encore, et l'armée anglaise dut venir de nouveau faire le siège de Dax.

La place fut vaillamment attaquée et défendue ; le vicomte Pierre tut tué en repoussant les assailllants. Cette mort termina la résistance, et les Dacquois se soumirent une seconde fois à Richard, qui leur confirma tous les privilèges à eux accordés par Henri II (Oyhénart, Marca).

En 1199, Jean-Sans-Terre, quatrième frère de Richard-Cœur-de-Lion, déposséda son neveu Arthur et envahit l'Aquitaine.

Il mit le siège devant Dax, dont il s'empara

(Thore, — *Promenade sur les côtes du golfe de Gascogne*).

En 1288, Philippe-le-Bel surprit la Gascogne, et la ville de Dax fut reprise par les Français après une vigoureuse résistance. Mais les Anglais, favorisés par les habitants, y rentrèrent bientôt après pour la conserver jusque vers la moitié du XVe siècle.

En juillet 1442, Charles VII, accompagné du Dauphin et de toute sa cour, vint assiéger Dax; le 3 août, la ville fut emportée d'assaut. La tradition populaire montre encore la tour du château par la brèche de laquelle le Dauphin, qui fut plus tard Louis XI, pénétra l'épée à la main.

Le roi s'étant retiré, après avoir laissé garnison, Arnaud de St-Cricq, partisan anglais, surprit peu de temps après la ville, en escaladant les murailles, aidé des seigneurs de Grammont et d'Orthe; elle retomba ainsi au pouvoir de ses anciens maîtres, qui la gardèrent jusqu'en 1451 (Tartière et Ducournau. — *Guienne monumentale*).

Le comte de Foix et le sire d'Albret vinrent, au mois de juillet 1451 mettre au nom du roi de France le siège devant la place qui se rendit au bout de huit jours, en recevant des vainqueurs les conditions les plus honorables et en conservant tous ses privilèges.

C'est à cette époque que Dax fut réuni au domaine

royal (1). Jusqu'aux guerres de François Ier, les remparts ne retentirent plus du cri des combattants.

Le canon n'ayant pas joué jusqu'alors un rôle bien sérieux dans les sièges, la vieille muraille romaine n'avait pas été terrassée.

En 1522, Haubardin de Luxembourg, gouverneur de Dax, reçut l'ordre de réparer les fortifications.

Pour exécuter cet ordre, il fit abattre trois églises situées hors des murs, et toutes les maisons qui, intérieurement, s'appuyaient aux murailles, qui furent terrassées avec les matériaux provenant de ces démolitions et des terres sorties des fossés.

Ces précautions ne furent pas inutiles, car, en 1823, les Espagnols, repoussés de Bayonne, vinrent assiéger Dax. Mais la bravoure des habitants, commandés par Haubardin, les força bientôt à lever le siège (abbé Pédegert : Notice sur la cathédrale de Dax.)

En 1569, Montgommery, après la prise d'Orthez, arriva jusqu'à Dax, mais il fut repoussé.

En 1571, après avoir pillé les monastères de

(1) Depuis lors, la ville de Dax n'a jamais relevé que du roi, et c'est là le véritable sens de la légende qui figure dans ses armoiries : « Regia semper. » Elle porte d'azur à une tour crénelée d'argent ouverte et maçonnée de sable, sommée d'une autre tour d'argent surmontée d'une fleur de lys d'or et posée à dextre sur une terrasse d'argent coupée et soutenue d'une rivière de même en pointe, et un lion d'or rampant contre la tour à senestre. Légende : Regia semper : Acqs.

Sorde, d'Arthous et de Divielle (1), il chercha de nouveau à surprendre la ville, la nuit de la veille de saint Barnabé, 11 juin. Un paysan découvrit l'arrivée de ses troupes, avertit le guet, et, par les soins du sieur *Gassiat,* les Huguenots furent repoussés.

C'est, dit M. Pottier, la dernière fois que ces murs élevés par les conquérants eurent à supporter le choc des assaillants ; et ce que les machines de guerre, la sape et le canon de tant de sièges n'avaient pu détruire, la pioche du XIXe siècle l'a fait disparaître presque en entier.

Il ne reste plus, en effet, de l'enceinte gallo-romaine que la *Promenade des Remparts* (2), les murs qui soutiennent les constructions du Château, du côté de l'Adour, et quelques pans de murailles, à demi cachées par des maisons et des baraques en planches, entre l'ancienne porte Saint-Vincent et l'établissement des Thermes.

Depuis cette époque, l'histoire de Dax se confond avec l'histoire générale du pays. La Révolution de 1790, en emportant son évêque et son chapitre, la dépouilla de tout ce qui constituait encore son importance, et réduisit l'orgueilleuse et brillante

(1) Voir, au sujet de cette désastreuse expédition de Montgommery, un mémoire de M. François Abbadie : « Episode des guerres de religion en Chalosse. — Incendie du monastère de Divielle. » (Bulletin de la Société de Borda, année 1877, page 211).

(2) Voir plus loin la description des « Remparts. »

capitale des Landes à un modeste chef-lieu d'arrondissement.

Aujourd'hui, Dax n'est plus une cité barbare, comme aux temps des Vandales et des Visigoths, mais au contraire une ville très civilisée, très intelligente et surtout très française qui n'hésiterait pas, nous en sommes sûr, à ouvrir les portes qui lui restent à ses anciens maîtres, les Anglais s'il leur prenait fantaisie d'en faire une de ces stations d'hiver qu'ils ont le talent d'inaugurer partout où ils rencontrent les conditions nécessaires à de semblables créations.

Notre station est aussi une ville très commerçante et il n'est vraiment pas étonnant que l'activité de ses habitants se soit principalement tournée dans cette direction. En effet, sa situation tout-à-fait exceptionnelle sur un fleuve navigable au point de croisement de toutes les voies ferrées ou autres qui sillonnent la Chalosse, le Marensin, ainsi qu'une partie du Béarn et du Pays-Basque, en font un rendez-vous d'affaires tout indiqué pour l'échange des productions de ces diverses contrées. Aussi les marchés du samedi sont-ils de véritables foires qui attirent à Dax une affluence considérable, et où se font de nombreuses et importantes transactions. C'est ce qui explique comment dans une ville qui ne compte encore, comme je l'ai déjà dit, guère plus de 10,000 âmes, on trouve des magasins aussi luxueusement installés et surtout aussi largement assortis et approvisionnés que dans des centres d'une population bien supérieure en nombre. Les matières résineuses, les bois de construction, les fers, les vins, les graines et les farines sont les principales branches de son commerce. Les volailles, les foies de canard, les fruits, les légumes des environs abondent aussi sur ses marchés et vont même s'étaler avec un légitime orgueil sur ceux de Pau, de Bayonne, de Biarritz, de Bordeaux, etc. Ils est hors de doute qu'il y a trente ans et même un peu moins, Dax était peut-être la ville de France où l'on vivait le mieux et à meilleur compte. Les facilités et la rapidité que les voies ferrées ont apportées depuis dans les communications, en permettant d'écouler les produits du pays dans un rayon beaucoup plus étendu, ont eu pour conséquence naturelle de diminuer un peu les ressources réservées à la consommation locale ; mais malgré cela, on y vit toujours bien, et à très bon marché.

« Parmi les landais qui ont fourni une carrière brillan-
« te, et dont les services incontestables entourent ce
« département si calomnié, d'une auréole de gloire
« ineffaçable, au premier rang, et sans tenir compte
« de l'ordre chronologique, nous plaçons deux apôtres
« de l'humanité, *St-Vincent-de-Paul* et *Frédéric*
« *Bastiat*, ces deux représentants des deux parties
« distinctes du département des Landes, la Lande et
« la Chalosse, et qui sont devenus tous deux les

« grands prêtres de l'assistance, de la paix et de la « fraternité universelles.

« Puis viennent comme gloires et célébrités landaises : « *Dominique de Gourgues*, le conquérant de la « Floride, qui, à ses dépens, vengea l'honneur français « sur la déloyauté espagnole ; le savant *Borda*, auteur « du cercle nautique qui porte son nom ; le courageux « conventionnel *Lefranc* ; le maréchal *Bosquet*, le « général *Maximilien Lamarque*, qui a honoré à la « fois les champs de bataille et la tribune française ; « le baron *Péborde*, médecin de Murat, roi de Naples ; « le jurisconsulte *Ramonbordes*, les généraux *Lanusse*, « *Ducos*, *Cardenau*, *Peyris*, *Laffitte*, *Darricau*, « d'*Argoubet*, *Durrieu*, les *François Dulamon*, les « *Justin Laurence*, les *Julien Dufau*, les *Soubiran*, « *Dominique Larreillet*, *Darcet* le chimiste, le béné- « dictin *Saint Philibert*, la famille d'*Albret*, qui a « donné à la France Henri IV, l'abbé *de Poyanne*, les « *de Mesmes*, famille parlementaire, les d'*Aspremont* « *de Caupenne*, l'abbé *de la Ville*, l'abbé *Desbieys*, dont « le nom ne saurait être séparé du nom impérissable « de Brémontier, son co-promoteur de la fixation des « dunes ; les *de Grateloup*, l'un, naturaliste célèbre, « l'autre graveur émérite, neveu du précédent, le consul « *Roger Ducos*, le comte *Papin*, le médecin naturaliste « *Thore*, le savant *Léon Dufour* et *Edouard Perris* (1). »

(1) Monographie sommaire du département des Landes par Hippolyte Dive (1878).

Le Landais est intelligent, spirituel, enclin à la critique, railleur jusqu'à la satire et vif à la répartie. Ses mœurs sont douces et sociables. Il aime avec ardeur les plaisirs et les fêtes bruyantes : il n'est pas d'ailleurs de population plus affable et plus empressée à obliger et à accueillir les étrangers.

Le paysan des Landes est parcimonieux, avare, défiant, rebelle aux innovations de tout genre, mais très laborieux ; il est très près de ses intérêts auxquels il sacrifie tout, même sa santé ; son avarice se révèle surtout en temps de maladie ; il s'intéresse plus à ses animaux de travail qu'à ses parents et il est aussi sensible à la perte de son cochon, de ses bœufs, de quelque tête de son troupeau qu'à celle d'un membre de sa famille. Je parle, bien entendu, en général, car pour l'honneur de l'humanité, il est de nombreuses exceptions.

Pour ses vieux parents malades, il calcule, il temporise, il craint la dépense ; si la mort se fait longtemps attendre, il cède aux instances des voisins et aux remontrances du curé, et vient à la ville chercher le médecin, afin qu'on ne puisse pas jaser ; mais cette visite sera unique et il croit son devoir accompli. Il est très superstitieux et croit aux revenants, aux sortilèges, au mal donné. Les sorciers, les somnambules, les rebouteurs sont ici en grand crédit ; c'est à eux que les paysans s'adressent souvent dans les maladies ; ils ont surtout une grande foi dans ces rustres appelés renoueurs ou rhabilleurs, jongleurs émérites, très habiles à réduire des fractures qui n'ont jamais existé ou des luxations anatomiquement impossibles. Leur art ne s'apprend, il est vrai, ni dans les livres, ni sur les bancs d'une école, ni à l'hôpital, mais ce qui vaut mieux pour les ignorants, c'est un secret, un don qu'ils ont reçu de leurs ascendants et qu'ils transmettront à leurs enfants. Voilà pourquoi le meilleur médecin du monde ne peut leur être comparé, et, chose triste à dire, il y a des citadins intelligents, ou du moins passant pour tels, qui partagent à cet égard la croyance des campagnards.

Le vêtement n'a plus aujourd'hui rien de particulier, et on s'habille, du moins à la ville, comme partout ailleurs. Toutefois le luxe s'introduit tous les jours davantage dans nos contrées : la cause en est dans la séduction puissante du sexe dont l'ambition vient accroître la puissance des attraits naturels. Le bon marché des objets n'a pas peu facilité le goût de la parure ; l'ambition de paraître toujours mieux mise que sa voisine et le désir de plaire, sentiment si naturel et porté au plus haut point dans nos régions, sont venus mettre le comble à cette passion.

La coiffure des femmes est des plus jolies ; elle se compose d'un mouchoir plus ou moins riche, suivant la position, artistement noué à la partie postérieure de la tête, et que les jeunes filles ont le talent de monter avec une séduisante coquetterie.

Autrefois les hommes d'un certain âge laissaient, à l'exemple des anciens Gaulois, leurs cheveux longs derrière et coupés ras devant, mais cette coutume tend à disparaître, quoique l'on rencontre encore quelques vieillards avec une longue chevelure.

Cependant quelques pratiques subsistent qui se sont conservées avec une persistance faite pour frapper l'archéologue le plus inexpérimenté, et si, dit M. Dufourcet (1), Pomponius Mela qui vivait au commencement du premier siècle venait à nouveau, avec ses prédécesseurs Hérodote et Ephore, visiter les Landais modernes, il serait bien étonné de les retrouver : encore vêtus du *cucullus* et de la saye gauloise (la *cape* et la *chamarre*), coiffés du bonnet rond de Memphis (le *béret*), ceints de l'*euriza* (ceinture en laine rouge) ; et de les voir labourant avec l'*aratrum* (l'art) les terrains destinés à la culture du millet et du seigle, et fabriquant toujours le fer, le goudron et la cire. Ce qui les surprendrait le plus, serait de les rencontrer sur des routes qui, comme les voies anciennes, se dirigent toutes vers Dax (ad Aquas Tarbellicas), alors comme aujourd'hui le centre commercial, où se concentraient tous les

(1) Quelques notes sur le pays du Marensin. (Bulletin de la Société de Borda, 1876-1877).

produits du pays ; et conduisant leur *carpentum* (bros) ou leur *clabulare* (cart) qui n'ont pas sensiblement changé de forme, pas plus que le *jugum* (yü) auquel sont attelés les bœufs qui les traînent. (1)

Très souvent, les bouviers des Landes voyagent par convois ou en caravanes. Leurs fourrages sont renfermés dans une grande toile en forme de paillasse qu'ils placent d'une manière uniforme sur les marchandises qui sont dans le char. Cette uniformité dans la charge, celle des bœufs couverts de linceuls, celle du costume des bouviers marchant à la suite des uns des autres, offrent l'image de ces caravanes de l'Asie et de l'Afrique traversant les déserts de ces continents.

Disons maintenant deux mots du patois des Landes. Depuis longtemps on a remarqué le grand nombre de mots grecs ou dérivés du grec qui existent dans les divers dialectes de la langue romane en usage dans les départements compris entre la Garonne et le Rhône. Dans le département des Landes, notamment, on s'aperçoit assez facilement de ce que l'on pourrait appeler l'*Hellénisme* du langage, et souvent les formes grammaticales offrent

(1) Du temps d'Homère, les bœufs étaient joints par les cornes. La charrue de notre pays est la même que celle des anciens Romains. On peut ajouter que les chars des Landes conservent encore la ressemblance avec les chariots romains (abbé Rozier).

avec le grec une sorte de ressemblance qui ne paraît pas fortuite. Beaucoup de dénominations géographiques offrent des homonymies remarquables avec des lieux bien connus de la Grèce. (1) Beaucoup de noms de famille sont de même tirés de la langue grecque. On retrouve également un petit nombre de mots celtes et quelques autres qui peuvent être considérés comme Visigoths et Arabes ; la dénomination anglaise a laissé aussi quelques traces dans le dialecte de la contrée. Mais c'est particulièrement le latin qui a le plus contribué à la formation du langage vulgaire dans cette partie de la France. L'irruption des Vascons ou Basques (2) et le voisinage de l'Espagne ont surtout fortement influé sur notre patois et un des traits les plus remarquables de conformité avec la langue espagnole est la transformation constante de la lettre F en un H fortement aspiré. (*Fuego*, *feu*, se prononce *Houec*. *Fumar*, *Fumer*, se prononce *Huma*). Les locutions, les tournures de phrases, et surtout la prononciation ont également la plus grande analogie avec la langue et la prononciation espagnoles.

(1) Ribadieu. — Une colonie grecque dans les Landes de Gascogne.

(2) D'après l'abbé *d'Iharce de Bidassouet*, (Histoire des Cantabres) le mot *Aquitaine*, que certains font dériver de deux mots latins : *Aquam tenens*, serait un mot basque joint à un adjectif qui signifie en basque *Aquit Aquitzia*, c'est-a-dire pays de carrière, pays difficile à la culture.

S'il est difficile de remonter à l'étymologie de tous nos mots patois, dont un grand nombre sont tellement défigurés ou mutilés qu'il est souvent impossible de savoir à quelle langue ils ont été empruntés, il est tout aussi malaisé d'éliminer les éléments ethniques produits par les croisements qui se sont opérés dans notre région et de constituer avec ces éléments un fonds de race reconnaissable.

Parmi les différentes races d'hommes qui ont, aux diverses époques de la préhistoire ou de l'histoire traversé notre pays, nous trouvons tout d'abord les Troglodytes de Sordes, Brassempouy et leurs contemporains des autres grottes fouillées ou non fouillées. Puis sont venus les constructeurs des dolmens et des tumuli (1) qui ne sont autres, croit-on généralement aujourd'hui, que les Celtes et les Ibères, dont le mélange constitua la race celtibérienne qui occupa longtemps toute la contrée et fournit les peuplades dont la réunion constitua plus tard la Novempopulanie. Les Tarbelles étaient donc, au moment de l'invasion romaine, Celtibériens aussi bien que les Basques, leurs voisins ; et s'ils ne le sont plus aujourd'hui, s'ils en ont perdu la langue

(1) Ces tumuli, très nombreux dans les landes de Mimbaste, Pomarez, Estibeaux, etc., etc., ont été fouillés par MM. Testut, professeur d'anatomie à la Faculté de Lille et Eug. Dufourcet, vice-président de la Société de Borda. A diverses reprises ils ont adressé à ce sujet des communications fort intéressantes qui sont insérées dans les Bulletins de la Société de Borda.

et les mœurs, et s'ils n'ont point conservé leur homogénéité ethnique primitive, il est évident qu'il faut chercher la cause de ce changement important dans les mélanges de races qui se sont produits postérieurement à la conquête romaine. Et les mélanges ont été nombreux, car les barbares des dernières invasions ont plus ou moins séjourné dans notre pays qu'un auteur compare avec raison à « un entonnoir » au fond duquel tous ces peuples divers ont dû forcément s'arrêter, avant de passer en Espagne.

Entre tous ces éléments ethniques disparates, un triage devient impossible et on ne peut arriver à dégager un fonds de race scientifiquement reconnaissable.

Néanmoins, si on prend les descriptions des nombreux auteurs qui ont écrit sur le pays, et si surtout on étudie et observe avec soin, comme l'ont fait MM. de *Chasteigner* (1) et *Dufourcet* (2) on acquiert bien vite la conviction que la race qui domine dans notre pays est évidemment *gallo-romaine*, c'est-à-dire celtibérienne fortement imprégnée de sang romain : et ce qui le prouve, c'est que chez nous, la langue celtibérienne a fait place à l'idiome roman ; les

(1) « Dax vu le samedi par un archéologue. » Bulletin de la Société de Borda.

(2) Loc. cit.

mœurs, le costume et même l'organisation agricole, étant restés romains.

« Parlons un peu de l'industrie (1) : c'est de ce « côté surtout que nous trouvons le mouvement le « plus accentué de cette transformation dont je « parlais tout à l'heure. Ateliers où l'on fabrique et « où l'on fait subir à la résine toutes les modifica- « tions nécessitées par les besoins incessants de « l'industrie, fabriques de produits chimiques, fours « à chaux grasse et hydraulique, fabriques d'enve- « loppes de paille, usines métallurgiques, moulins, « tuileries, poteries, scieries, métiers à tisser le linge « de ménage et de luxe, minoteries, usines à vapeur « à usages multiples, ateliers de mécaniciens, de « grosse chaudronnerie, etc., etc. Le progrès a pris « ses grandes entrées dans nos landes, qui seront « avant peu régénérées grâce au rapide mouvement « qui s'opère autour de nous.

« Le département des Landes est divisé en deux « parties bien distinctes : *les Landes* et *la Chalosse*. « Nous pourrions peut-être bien dire trois parties, « en comprenant la contrée d'*Armagnac* qui a son « importance et sa physionomie spéciale.

« Chacune de ces trois parties des Landes « a ses productions propres. Dans la lande et

(1) Hippolyte Dive. — Loc. cit.

« le Marensin, la sylviculture et l'apiculture « constituent le principal ; en Armagnac, c'est la « viticulture ; en Chalosse, dans la plantureuse « Chalosse, c'est l'agriculture avec tout son ensemble « précieux de produits multiples, depuis le froment « jusqu'aux fruits les plus exquis, en passant par le « tabac et des vins qui, sous l'impulsion de « l'industrie vinicole, pourraient rivaliser avec des « crûs de haute réputation.

« Dans la lande, le pin, l'*arbre d'or*, comme l'a « heureusement appelé l'un de nos plus brillants « magistrats, constitue avec le chêne-liège, sur « quelques points, l'existence et la richesse des « propriétaires. Le miel, la laine, le seigle, le maïs, « le chanvre, le lin, le panis, le blé noir, les « fourrages, sont des accessoires qu'on ne cultive « qu'en profitant habilement des veines de terrains « que la Providence a disposées au milieu des « landes et des forêts, pour donner aux hommes « d'irréfragables preuves de sa munificence infinie.

« J'ai dit que le pin maritime constitue la richesse « de la lande : j'éprouve le besoin d'expliquer mes « allégations.

« Un de mes amis s'est avisé de dire un jour, ne « manière d'aphorisme : *Le pin est dans le règne « végétal, au point de vue de l'utilité, ce qu'est le « bœuf dans le règne animal.* Ce mot est plein de « vérité.

« Sait-on à combien d'usages on peut appliquer le « pin depuis que sa graine a germé dans ce sol, « calomnié avec la violence que l'on sait ? Comptons : « de trois à cinq ans, on en fait des bourrées à « chauffer les fours des pâtissiers et des boulangers ; « à dix ans, on a des baliveaux pour disposer des « espaliers et former des clayonnages ; de quinze à « vingt ans, on a des échalas, des poteaux de mine ; « plus tard, des poteaux de télégraphe, des traver- « ses de chemin de fer, des planches à charpente et « à menuiserie, du bois de chauffage et du charbon : « total : dix applications, toutes de haute utilité, « qui ont le caractère de l'indispensable, et j'en « oublie peut-être ; j'oublie les aiguilles ou feuilles « de l'arbre, qui pourraient, comme celles du pin « sylvestre, donner de la laine et fournir des étoffes, « et la sciure, qui peut donner du papier.

« Voyons les produits : la gemme, le galipot, le « barras, l'essence de térébenthine, la colophane, « la résine jaune, le brai ou arcanson, huit sortes « d'*huiles de résine* ayant toute leur application « spéciale dans les arts et dans l'industrie, de la « *benzine*, de la *naphtaline*, de l'*eupione*, de la « *paraffine*, de la *poix*, du *brai gras*, du noir « de fumée : vingt-deux produits différents ; et « lorsque l'arbre est tombé, l'arrachage de sa souche « fournit encore du *goudron*, avec une foule de « dérivés, des acétates, de l'*acide pyroligneux* « et du petit *charbon*.

« Je ne parle point du gaz d'éclairage que fournit « la résine et qui est à la fois le plus beau et le plus « inoffensif de tous.

« J'ai dit que l'*Armagnac* produit de grandes « quantités de vin. C'est avec ce vin qu'on « obtient les eaux-de-vie qui rivalisent avec les « cognacs, et dont l'excellence a impressionné « vivement les dégustateurs de l'Exposition, en 1878.

« La Chalosse fournit tous les produits de la « grande culture. La Chalosse constitue la physio- « nomie spéciale, originale du département des « Landes ; je pourrais l'appeler le *jardin du sud-* « *ouest de la France*. Nous rencontrons certes à « chaque pas dans la vie cette loi providentielle des « contrastes qui est matière inépuisable à réflexions. « Mais jamais le Créateur ne s'est plu à accumuler « ces contrastes au point où il les a appliqués dans « ce pays. A droite de l'Adour, en général, la stéri- « lité apparente, les tristes aspects, les haillons qui « couvrent l'abondance et la grande aisance sinon « la richesse ; à gauche, la végétation plan- « tureuse et luxuriante, les aspects les plus riants, « les plus accidentés, toutes les productions des « sols les plus fertiles, des froments magnifiques, « des vignes fécondes, des prairies admirables, des « bois splendides, tout cela recouvrant des trésors « de géologie.

« Où est-il permis de contempler un spectacle « aussi saisissant ?

« D'un côté, des étendues immenses, boisées « aujourd'hui en grande partie, d'aspect monotone, « opposant aux sables envahissants que portent les « vents d'ouest et les flots de la mer, une barrière « efficace et indispensable, œuvre immortelle de « Brémontier et de Desbieys ; de sombres solitudes « où l'on n'entend que la grande voix de l'Océan en « colère, où on attend encore des voies de commu- « nication pour faciliter le transport des bois « inexploités et inexploitables. Je parle ici de la « contrée la plus rapprochée de la mer, où l'on « rencontre formant vallon, entre deux chaînes de « dunes, des *lettes* qui constituent les pâturages les « plus gras et les plus savoureux. De l'autre côté, « des champs, des prairies, des vignes, des bois, « l'animation, la vie et pas encore de voies ferrées « pour exploiter convenablement tous ses trésors « accumulés. »

Malgré ses richesses, malgré la variété et la multiplicité des produits de son sol, le département des Landes n'a cessé d'être dépeint sous les plus fausses et les plus noires couleurs par des géographes fantaisistes qui n'ont jamais quitté leur cabinet de travail et qui ont répété servilement ce que leurs devanciers avaient écrit ou par ignorance ou par parti-pris. Ils ignorent, ces savants en chambre, que les premiers éléments de la géographie sont l'exactitude et la vérité, et quand dans leurs ouvrages, ils viennent à parler de notre pays, ils se reproduisent tous avec une touchante fidélité en commettant de grossières erreurs qu'ils auraient pu éviter, s'ils s'étaient donné la peine de visiter le département.

C'est ainsi que des hommes distingués et érudits, comme Edmond About, dans les « Echasses de maître Pierre, » Jules Verne, Bouillet, dans son « dictionnaire géographique, » le docteur Ozanam, etc., etc., ont écrit sur les landes et ses habitants les appréciations les plus fantaisistes et les histoires les plus romanesques. M. Malte-Brun lui-même, qui pourtant passe pour un bon géographe, n'a pas hésité à reproduire dans la *France Illustrée*, les erreurs techniques les plus grossières, alors qu'il lui eût été facile de contrôler ses renseignements et de rectifier les insanités qui ont été publiées sur le département. Il n'a certainement, pas plus que les autres, visité les Landes, et s'il les a traversées, c'est en chemin de fer, confortablement installé dans un wagon de 1re classe et les pieds dans des pantoufles.

Dans ces conditions de voyage d'études, nous comprenons aisément que l'impression du pays soit fâcheuse, et nous estimons que le trajet de Dax à Bordeaux ne soit fait pour exciter l'enthousiasme. Rien n'est en effet plus triste. Pas un village, pas une maison ne viennent reposer l'œil fatigué et lassé du même spectacle. Mais on aurait tort de croire que la physionomie générale du département est identique à celle du tracé du chemin de fer. Cachés qu'ils sont dans la forêt, derrière le rideau de pins qui les masquent, se trouvent jetés de nombreux oasis, de jolis villages, de belles et immemses prairies, de vastes champs de seigle, de maïs et de froment, des vignes et des hôtelleries excellentes, très bien fournies de mets et de vins délicieux. Mais le voyageur, emporté à toute vitesse ne peut se rendre un compte exact de ces choses et il se trompe de bonne foi.

Le seul géographe qui ait réhabilité le département des Landes est M. O. Reclus.

Voici ce qu'il écrit :

« Le temps n'est plus où cette arène (les Landes) était sans valeur. Il y a 60, 80 ans, tout un horizon s'y achetait quelques louis. Mares temporaires, brandes, lits de tourbe, çà et là un pin, point de route entre les hameaux assiégés par la fièvre intermittente et par la pellagre, laide maladie souvent mortelle, comment n'aurait-on pas vendu pour quelques francs, loué pour quelques sous, les arpents de cet insalubre désert ? Mais aujourd'hui qu'on a de belles routes et le chemin de fer pour emporter au loin bûches, planches et résine, on plante en pins partout où l'on peut le planter ce sol porté par l'alios... Les étangs des Landes qui de loin valent les flots bleus des lacs de montagne, ont des eaux sombres, amenées par des ruisseaux que le fer de l'alios a rougis, que le tannin des brandes a noircis et qui pourtant sont clairs.

« Sur ces ruisseaux, près de ces étangs on voit des villages, des hameaux, des bergeries à l'ombre des pins, autant que les aiguilles du père de la résine arrêtent le soleil, elles ne peuvent que le tamiser... Depuis quelques années, la solitude y est moindre ; profitant des plages de sable fin, quelques hameaux s'y sont établis, baraques, chalets, villas, hôtels qui sans doute deviendront ça et là des villes ; car où cherchera-t-on la santé, si le salut n'est pas dans la dune, sous les pins, contre la mer Atlantique ?...

« Où mieux trouver ailleurs ce que la nature peut nous conserver ou nous rendre de jeunesse ? — Celui qui connaît profondément les Landes les admire ; il les aime ; pour lui leur monotonie est espace et grandeur...

« C'est un bien beau pays que ces dunes où l'Océan sonne, où le pin murmure, où le vent qui jadis éparpillait les collines trace à peine des raies dans le sable fin des lettes ? »

Cette appréciation fait justice de tous les jugements erronés par lesquels les étrangers prétendent condamner notre pays ; elle nous est d'autant plus précieuse qu'elle émane d'un savant qui ne fait pas la géographie en chambre, mais qui a parcouru et parcourt encore à pied, en les étudiant avec détails, les pays dont il fait la description.

## CLIMATOLOGIE

Situé au centre d'un triangle formé par Arcachon, Biarritz et Pau, à la limite de la forêt de pins maritimes qui, sur une profondeur moyenne de 30 kilomètres, couvre et protège le littoral ; indépendamment de cela, bâti sur une vaste nappe d'eau chaude qui n'est qu'à quelques mètres de profondeur, Dax participe, sous le rapport du climat, aux avantages des stations qui l'entourent, tout en conservant sa physionomie propre. Celle-ci se caractérise par une altitude de quelques mètres à peine (18 mètres au-dessus du niveau de la mer), une température très égale, élevée, à l'abri des grands froids et des chaleurs excessives ; la rareté de la neige, des pluies et surtout des vents.

Voici un tableau météorologique *comprenant 13 années* et dont les observations nous ont été fournies par le bureau météorologique de l'Ecole normale de Dax, par M. Coudanne, pharmacien, et par notre confrère M. le docteur C. Raillard (d'Ozourt).

**Moyennes météorologiques annuelles.**

| Années | Hygromètre | Baromètre | Thermomètre | Pluie en millim. | Jours de Pluie | Brouillards | Observateurs |
|---|---|---|---|---|---|---|---|
| 1866 | 79.8 | 762.542 | 14.9 | 1006 | | 28 | Ecole Normale |
| 1867 | 84.38 | 763.7 | 14 | 1132 | | 30 | id. id. |
| 1872 | 81.43 | 760.64 | 14.8 | 1053 | | 16 | id. id. |
| 1873 | 84.55 | 759.77 | 15.8 | | 81 | 16 | Dr C. Raillard (1) |
| 1874 | 83.4 | 760.87 | 14.8 | | 107 | 15 | id. id. |
| 1875 | 87.97 | 760 | 14.7 | 1066 | | 17 | F. Coudanne |
| 1876 | 87 | 760 | 15.5 | 1084 | | 21 | id. id. |
| 1877 | 84.25 | 760.7 | 14.7 | 1148 | | 26 | id. id. |
| 1878 | 87.9 | 759.6 | 12.4 | 1112 | | 24 | Ecole Normale |
| 1879 | 84.4 | 762.5 | 13.6 | 1076 | | 19 | id. id. |
| 1880 | 77.63 | 764.14 | 13.7 | 1323 | | 15 | id. id. |
| 1881 | 80.56 | 761.89 | 14.3 | 969.9 | | 28 | id. id. |
| 1882 | 83.05 | 760.4 | 13.7 | 1285 | | 29 | id. id. |

**Moyennes météorologiques des TREIZE années.**

| | Hygromètre | Baromètre | Thermomètre | Pluie | Brouillards | |
|---|---|---|---|---|---|---|
| | 83.56 | 760.80 | 14.3 | 111.32 millimètres (moyenne de ONZE années | 22 | |

(Annales de la Société d'Hydrologie médicale de Paris. — Tome xx.

En outre, au siècle dernier, par conséquent à une époque où l'on ne pouvait songer à accommoder l'interprétation des chiffres aux besoins de la cause, un enfant de Dax, le physicien de Borda, établit un observatoire, encore debout aujourd'hui (1), où il étudia les conditions climatériques de la station.

Dans un mémoire inséré dans le Bulletin de la Société d'hydrologie médicale de Paris, M. le docteur C. Raillard a publié une partie des observations météorologiques de ce savant, observations qu'il a retrouvées dans les Mémoires de la Société de médecine. Les différences que l'on constate entre les moyennes de Borda et les nôtres, s'expliquent par ce fait que Borda observait sur une colline située à mille mètres environ de la ville et par conséquent en dehors de la portée d'action des sources thermales, et que les observations que nous publions ont été faites dans l'intérieur de la ville.

Voici les moyennes thermométriques saisonnières de Borda, pendant les années 1781-1782-1783-1784 ; sauf les quelques différences signalées plus haut, elles concordent parfaitement avec les nôtres.

| Année entière | Hiver. | Printemps | Été. | Automne |
|---|---|---|---|---|
| 14.1/10 | 7.2 | 13.2 | 20.9 | 13.4 |

(1) Au milieu du bois des Lazaristes, près de l'établissement thermal des Baignots.

La moyenne de la pression barométrique actuelle est de 760 ; elle était de 763 dans les observations de Borda.

Le nombre de jours de pluie observé par lui fut en moyenne de 124 ; il est de 106 à l'époque actuelle.

Les vents dominants aujourd'hui, comme à cette époque, sont ceux qui soufflent de l'Ouest et du Sud-Ouest.

La moyenne hygrométrique annuelle est, comme on l'a lu plus haut, très-élevée ; et c'est en grande partie à cet état hygrométrique permanent que Dax doit les vertus de son climat. Cet état qui s'explique par la présence des vents équatoriaux et aussi par l'immense dégagement de vapeurs que donnent les sources hyperthermales, contribue à produire les effets de sédation si marqués qu'éprouvent, non-seulement les malades, mais encore tous les étrangers arrivant à Dax.

Cette atmosphère chargée de vapeur d'eau nous semble convenir très bien aux malades des voies respiratoires chez lesquels il y a un état habituel d'éréthisme circulatoire et nerveux, à ceux qui sont enclins aux congestions et aux hémoptysies. « On a eu depuis très longtemps, dit M. Fonssagrives (1), la pensée de créer aux tuberculeux des atmosphères circonscrites saturées de vapeur d'eau. Steinbrenner,

(1) FONSSAGRIVES. — Thérapeutique de la Phthisie pulmonaire.

Ramadjé, Martin-Solon, Schützenberger, etc., ont vanté les inhalations de vapeurs aqueuses dans la phthisie. On comprend l'utilité de leur action topique dans la période fébrile de cette affection, et nous croyons fermement que l'hygromètre devrait figurer au même titre que le thermomètre dans la chambre des malades. Il ne répugne pas en effet de penser que la vapeur d'eau peut combattre avec succès l'irritation bronchique et laryngienne qui complique si habituellement la phthisie, et que, sous son influence, des crachats visqueux et épais prennent des qualités plus favorables à leur expulsion. »

Quoique des observations suivies n'aient pas été prises, on est autorisé à croire que la moyenne ozonométrique est assez élevée, et cette quantité d'ozone atmosphérique s'explique par le peu d'éloignement de la mer et surtout par les émanations résineuses des vastes forêts de pins qui entourent la station. Nous n'insisterons pas sur l'heureuse influence que ces émanations térébenthinées peuvent avoir sur la marche de certaines affections broucho-pulmonaires.

Il paraît, en effet, aujourd'hui démontré qu'un grand nombre d'essences et en particulier l'essence de térébenthine répandues dans l'air accroissent les proportions d'ozone qu'il contient, et que les bois de pins en particulier, ozonisent l'atmosphère (1).

(1) En présence des exsudations résineuses abondantes, l'oxygène s'ozonise par suite d'un phénomène analogue à l'ozonisation sous l'influence de la térébenthine.

Ireland (d'Edimbourg) a constaté expérimentalement ce fait à Kussoubi, l'un des sanitoriums de l'Inde Anglaise, et il n'est pas sans intérêt de l'opposer à l'opinion traditionnelle qui attribue à l'habitation dans le voisinage des bois de pins une certaine efficacité contre la phthisie.

Cette quantité considérable d'ozone atmosphérique exerce-t-elle réellement une influence favorable sur la tuberculose pulmonaire? Quelques auteurs considèrent son action comme hyposthénisante : tel est, entre autres, Thomson, qui affirme avoir constaté que l'huile de foie de morue ozonisée ralentit le pouls des phthisiques et amène une notable amélioration dans leur état. (Fonssagrives).

D'autres, il est vrai, ont attribué à l'ozone une action irritante sur la muqueuse bronchique, mais des observations contraires sont venues détruire ces assertions, et les nombreuses recherches qui ont été faites depuis la découverte de Schœnbein tendent à prouver que l'ozone exerce une action plutôt sédative qu'irritante sur les organes de la respiration; à ce titre, l'atmosphère de notre région peut être salutaire à certaines affections des voies respiratoires.

Ce qui caractérise surtout le climat de Dax, c'est l'uniformité, l'égalité de sa température et l'absence de brusques variations atmosphériques.

Voici un tableau comparatif des moyennes thermiques de quelques stations hivernales dans lequél nous faisons entrer Dax avec les moyennes qu'ont données les treize aneées d'observation.

| Stations. | Année entière | Hiver. | Printemps. | Été. | Automne. | Auteurs. |
|---|---|---|---|---|---|---|
| Amélie-les-Bains | 15.28 | 7.96 | 14.9 | 23. 2 | 15.96 | de Valcourt (1) |
| Cannes | 16.7 | 9 | 15.8 | 24. 2 | 18 | id. id. |
| Dax | 14.3 | 8.33 | 15.59 | 20.95 | 12.36 | |
| Hyères | 14.4 | 6.1 | 12.1 | 23. 4 | 15 | Ch. Martins (2) |
| Menton | 16.8 | 9.2 | 16.2 | 24. 6 | 17.3 | de Valcourt |
| Nice | 15.27 | 8.33 | 13.7 | 22. 9 | 16.17 | id. id. |
| Pau | 12.3 | 5.8 | 11.5 | 18. 6 | 13.1 | id. id. |

La température hivernale de Dax, quoique situé plus au nord que Pau, est de deux degrés plus élevée que celle de cette dernière ville, mais cette différence thermique est surtout accusée pour le printemps. A quoi est-elle due ? D'abord à l'éloignement des Pyrénées couvertes de neige pendant tout l'hiver, et à la situation topographique exceptionnelle de Dax dont le sol est chauffé par la vaste nappe d'eau chaude qui vient sourdre à sa surface par une multitude de griffons.

En outre, il n'existe pas ici de différence bien

(1) de Valcourt. — Climatologie des stations hivernales du Midi de la France, 1865.

(2) Ch. Martins. — Météorologie de la France.

tranchée entre la température au soleil et à l'ombre. Quant à la *journée médicale*, c'est-à-dire quant aux heures de la journée durant lesquelles les malades peuvent faire leur promenade, *sa température est très rarement au-dessous de* + 13°.

Nous terminerons cet exposé succinct en mettant sous les yeux du lecteur les moyennes thermiques saisonnières obtenues pendant les treize années d'observations. Ce tableau nous semble très-utile : En effet, ce sont surtout ces moyenues qui importent au médecin, d'abord parce qu'elle indiquent la façon générale dont se répartit la chaleur, et puis aussi parce que lorsqu'il a à employer un climat comme moyen thérapeutique, il faut qu'il connaisse la formule thermologique de la saison pendant laquelle son malade va l'habiter.

| Saisons | Hygromètre | Baromètre | Thermomètre | Pluie en millimètres | Brouillards |
|---|---|---|---|---|---|
| Hiver | 87.133 | 764.23 | 8.33 1/2 | 499 mm | 7 |
| Printemps | 82. 42 | 761.49 | 15.59 1/2 | 219 | 2 |
| Eté | 80. 07 | 760.93 | 20.95 | 152 | 1 |
| Automne | 83. 11 | 760.79 | 12.36 1/2 | 247 | 10 |

Ces conditions permettent-elles d'attribuer à notre climat une appropriation distincte, et doivent-elles lui créer une place dans la série des climats que l'on oppose à l'évolution tuberculeuse ? Les lignes suivantes, empruntées à un savant climatologiste, le docteur Carrière, et publiées dans l'*Union médicale*, vont répondre à cette question.

« Puisque j'en trouve l'occasion, ne serait-il pas à propos de m'arrêter ici sur une question débattue et qui divise les médecins, au moins ceux qui ne se sont pas assez occupés de la phthisie ou qui ne l'ont pas étudiée sous toutes ses faces ? Je veux parler de la qualité du climat qui conviendrait le mieux à cette maladie. Serait-ce un climat chaud et humide ? Ne serait-ce pas plutôt un climat tonique et presque excitant ? Un climat chaud et humide, disent les uns, est un débilitant d'une grande puissance ; là, le sujet épuisé déjà par les souffrances et la longue durée de son mal s'épuisera plus vite encore et ne tardera pas à succomber. Un climat tonique et presque excitant, comme on nomme ceux de quelques stations des rives françaises de la Méditerranée, est, selon d'autres, le seul propre à relever cette misère physiologique qui est l'origine et le caractère de la maladie, le seul par lequel les tubercules pourront s'arrêter dans leur travail de destruction et par lequel il sera possible aux forces de se retremper pour lutter avec quelque heureuse chance contre le vice qui les dissout. Ceci exigerait une réponse sagement mûrie et dont toutes les raisons seraient logiquement déduites.

Toujours est-il bon de garder le silence quand il se présente une occasion d'affirmer la vérité.

La phthisie n'est pas telle qu'elle absorbe la personnalité des malades dans une sorte d'identité. L'immense groupe des phthisiques peut se diviser en deux classes, comme on l'a dit depuis longtemps : ceux à forme torpide et ceux à forme éréthique. De là doivent sortir les indications qui ne doivent être les mêmes. Il y a de plus, dans chaque phthisique, deux choses à considérer : d'abord un état physiologique en détresse dans l'épuisement de la spoliation, et puis une plaie ouverte dans l'organe malade. Or, cette plaie est douée de sensibilité. Rien ne va jusqu'à elle et ne la pénètre réellement que l'air extérieur. Mais si cet air se modifie, quelquefois même faiblement, dans ses qualités comme dans sa nature, la plaie s'aggrave et les symptômes ne manquent pas de le révéler. Que faut-il pour que l'atmosphère corresponde à de telles conditions ? Evidemment un air moelleux pour cette plaie suppurante qui est le point de rayonnement d'une excitabilité rare principalement chez les maladies éréthiques, un air tempéré et même chaud suivant le lieu de provenance du sujet, et un peu trempé d'humidité. Est-ce la théorie seulement qui ait dit cela ? C'est l'expérience, la longue expérience, ce qui ne peut être en discussion. Et les torpides, ne leur faut-il pas un air moins énervant, puisque chez eux la plaie est moins susceptible, et que l'organisme réclame de prompts secours? Voilà pourquoi on dirige les phthisiques d'origine anglaise sur Nice qui a la juste réputation d'un climat excitant. Le docteur Champouillon, climatologiste fort estimé, a écrit ceci sur le sort des torpides qui proviennent de la Grande-Bretagne : « Voulez-vous savoir ce que deviennent les tubercules à Nice? Allez au cimetière. » Allez au cimetière, en effet, et vous y verrez la grande moisson que la mort fait sur les malades de cette catégorie.

La conclusion de ce que je viens de dire, c'est que si la chaleur humide convient aux tempéraments éréthiques, elle convient moins aux torpides, lesquels cependant ne s'accommodent pas, si ce n'est dans l'origine de la maladie, des climats qui confinent à l'excitation.

L'indication est de panser mollement, doucement la plaie pulmonaire, en même temps que de réparer prudemment les détresses du corps.

Or, nous l'avons déjà vu, la quantité de vapeur d'eau est considérable dans l'atmosphère de Dax et elle est due en grande partie aux nombreuses sources thermales qui émergent du sol en une multitude de points : Cette hygrométrie thermo-minérale nous semble répondre à une certaine période et à une certaine modalité de la phthisie, alors que le tissu pulmonaire présente des plaies béantes accessibles à l'action de l'air, le seul agent du dehors qui puisse arriver jusqu'à elles. A cet état, ce qui devient nécessaire pour calmer une irritabilité proportionnelle en quantité et en étendue à la surface malade, ce qu'il faut par-dessus tout, c'est un air doux, tel qu'il peut résulter de l'union d'une certaine uniformité de chaleur et d'humidité tempérée.

Et à ce sujet, nous nous plaisons à reproduire ici une page du docteur Fauconneau-Dufresne, (1) parce qu'elle nous fournit un appoint précieux dans la thèse que nous soutenons et que le nom de son auteur lui donne autorité.

« Mettons en parallèle avec Dax les deux stations « d'hiver de la région des Pyrénées qui sont en « possession d'attirer les personnes atteintes de « maladies de poitrine, celles d'Amélie-les-Bains et « de Pau.

« Voici ce que dit d'Amélie le docteur Génieys « qui, depuis de nombreuses années, habite cette « station, l'étudie, et donne ses soins à beaucoup de « malades : Il y règne une sécheresse, douce. moins « rude que sur les bords de la mer. La pluie y est « rare, et lorsqu'il pleut un ou deux jours, on est « toujours surpris de ne pas avoir. en respirant, « la sensation d'un air humide. Les malades,

(1) Considérations médicales et hygiéniques sur la ville de Dax. *(Communication à la Société de Borda. — Bulletin de la Société. — 1878.)*

« atteints d'affections bronchiques et qui sont « d'ordinaire impressionnables, ne manquent pas « de faire cette remarque. La plus belle saison « d'Amélie, pour l'égalité de la température et par « l'absence des vents, est l'automne, du 1^er^ au 15 « décembre, et parfois jusqu'au 15 ou 25 janvier. « En hiver, il y a toujours une quinzaine difficile à « passer à cause du temps variable âpre ou pluvieux. « Cette période se présente, tantôt en janvier, tantôt « en février, en mars et même en avril. Le prinp- « temps est sans contredit plus désagréable que « l'hiver ; il est signalé par la présence du vent. — « Si Amélie est protégée des vents du nord les plus « désastreux par le Canigou, de ceux du midi, de « l'est et de l'ouest par les Pyrénées et par une « série de contreforts, il reste néanmoins beaucoup « de courants d'air dans les gorges et le long des « torrents. Ces brises inattendues commandent « mille précautions pour les malades atteints d'af- « fections pulmonaires et rhumatismales.

« Il y a donc trois choses à remarquer dans le « climat d'Amélie-les-Bains ; une *sécheresse habi- « tuelle* quoique douce, une *âpreté dans les temps « variables ou pluvieux*, et enfin des *brises « inattendues*. Nous sommes loin du climat de Dax ; « aussi la conclusion du médecin distingué et « impartial de cette station est celle-ci : *Amélie-les-*

« *Bains convient pour les sujets lymphatiques et* « *affaiblis qui veulent se tonifier sans excitation.*

« Je dirai maintenant comment le climat de Pau « est jugé par des médecins qui l'ont étudié « particulièrement et dont la renommée mérite « toute confiauce : Les docteurs Cazenave, sir James « Clark et le célèbre docteur Louis, qu'une circons- « tance douloureuse avait amené à Pau pendant « l'hiver 1855 : — Le premier effet du climat de « Pau est sédatif. Il diminue l'action trop vive du « système nerveux et du système sanguin. Il « convient parfaitement aux affections de poitrine « dans lesquelles dominent ces deux formes de « tempérament. Cette station jouit d'un calme « atmosphérique qui, tout d'abord, frappe le malade « comme le climatologiste. Les grands vents y sont « rares et de courte durée, ceux d'ouest sont peu « fréquents et ne persistent guère au delà de 24 « heures. Pau paraît presqu'exempt des vents chauds « du sud et des vents froids du nord-ouest. L'absence « absolue du mistral s'explique par la disposition des « montagnes. Les vents d'est, dont les effets exercent « une influence si funeste, à Nice et à Naples, sur « les constitutions irritables et affectées de tuber- « culose sont pour ainsi dire inconnus à Pau.

« Les pluies sont assez fréquentes, sans qu'il y « ait d'humidité dans l'air. — A ces avantages se « joignent ceux de la configuration de la ville : un

« percement de rues favorable à la circulation de « l'air et à la ventilation ; trois grandes artères « parallèles qui la traversent de l'est à l'ouest, de « grandes places, contribuent à l'uniformité thermo- « métrique.

« Si l'on résume, comme pour Amélie, les « caractères principaux du climat de Pau, on trouve « les suivants : *absence de vents réguliers et « périodiques, défaut d'humidité libre dans l'air, « uniformité dans les oscillations thermométriques, « ville bien percée.*

« Les trois climats d'Amélie, de Pau et de Dax se « complètent les uns par les autres. A Amélie, si le « climat est fortifiant pour les tempéraments et les « maladies lymphatiques, il devient excitant par sa « sécheresse et quelquefois dangereux par ses « contrastes. A Pau, il est sédatif ; mais la chaleur, « qui n'y est pas assez tempérée par une certaine « humidité, le rend excitant pour quelques consti- « tutions. Enfin, à Dax, si les tempéraments irritables « et les affections éréthiques se trouvent très bien, « la continuité de la chaleur humide, bien que « modifiée par les émanations salées et résineuses, « pourrait amener à la longue une débilitation « fâcheuse. — Il y a donc de l'éclectisme à mettre « en usage. C'est au médecin sage et éclairé « d'observer son malade, de recueillir ses impres- « sions, de choisir pour lui telle ou telle station, et

« de le faire passer de l'une à l'autre, suivant le « besoin.

« J'ajouterai un mot sur *l'altitude* des stations » qu'on choisit pour l'hiver. Amélie-les-Bains est à « 221 mètres au-dessus du niveau de la mer, et Le « Vernet, situé sur le penchant nord du Canigou, « est à 651 mètres. Cette augmentation de 429 « mètres, que ne perçoit pas l'homme en santé, dit « M. Génieys, détermine une gêne considérable « chez les sujets disposés à la dyspnée. Pau est à « 221 mètres, comme Amélie, au-dessus du niveau « de la mer, et les malades dans ces deux altitudes, « respirent généralement à l'aise. Ils paraissent, « sous ce rapport, se trouver encore mieux à Dax, « dont l'altitude, au-dessus de la mer, n'est que de « 3 mètres ou zéro de l'étiage de l'Adour, de 12 « mètres à la cathédrale et de 22 mètres au Collège. »

Si, par le fait de son égalité et de son uniformité thermiques, le climat de Dax convient à une classe très nombreuse de phthisiques, il doit à sa chaleur humide d'influer très-efficacement sur une maladie qui tend de jour en jour à devenir plus commune : Nous voulons nommer la *goutte*.

Dans les additions si judicieuses que M. le docteur Éd. Carrière a faites au « *guide pratique des*

(1) « *Gazette des Hôpitaux civils et militaires* ». Année 1878, n° 14, page 106.

*goutteux et rhumatisants* » du docteur Réveillé-Parise (1), additions dans lesquelles il étudie d'une façon toute particulière les différents climats propres aux goutteux, nous lisons le passage suivant :

« Au-dessous de 17 degrés (comme moyenne « thermométrique annuelle) il y a des stations « propres aux goutteux où la disposition du sol « favorise assez la température pour entretenir la « peau dans un état de vitalité qui en excite et en « maintient la fonction. Tous ces climats sont « situés non loin de la Méditerranée ou sur ses « bords. Les climats chauds et humides appartiennent « principalement à la zône méridionale de la « Méditerranée ; ils font moins partie du littoral « européen que celui de l'Afrique. En tête des « stations appartenant à ce climat se placent Alger, « puis Palma (de Majorque) Palerme, Pau et **Dax** « dans la zône méridionale de la France, bien que « d'une température moyenne inférieure à celle « d'Alger. »

Les goutteux trouveront donc dans notre station une double chance d'amélioration de leur état : d'une part, les ressources thermales, les étuves, les eaux et les boues pour combattre les manifestations articulaires ou viscérales ; de l'autre, un climat exceptionnellement favorable qui, en maintenant leur peau dans un état de fonctionnement régulier, modifiera très heureusement la diathèse.

Dans son article « *Dax* » du *nouveau dictionnaire de médecine et de chirurgie pratiques*, M. L. Desnos termine ainsi :

« *La douceur de l'atmosphère dans cette contrée* « *de la France contribue encore à l'appropriation* « *de la cure de Dax au traitement d'une affection* « (le rhumatisme) *dans laquelle les influences* « *climatériques jouent un rôle si capital, tant au* « *point de vue étiologique que sous le rapport des* « *exigences thérapeutiques.* »

En résumé, le climat de Dax est caractérisé par une *température hivernale élevée* (*8°33.*) *égale et uniforme*, un *air chaud et humide*, la prédominance des vents d'ouest et du sud-ouest, et grâce à ces conditions, on peut poser en principe qu'il agit d'une manière salutaire sur les prédispositions et les états morbides résultant d'un surcroît d'irritation nerveuse et vosculaire :

Pour ce qui concerne la phthisie, c'est uniquement à la forme active, éréthique qu'il s'adresse.

Pour clore, qu'il nous soit permis de dire qu'en vantant les avantages de notre climat, nous n'avons nullement eu l'intention de discréditer les stations voisines et de porter atteinte au prestige bien légitimement acquis dont jouissent Pau, Arcachon et Biarritz. Les stations du Sud-Ouest n'ont rien à s'envier mutuellement ; ni compétition ni rivalité à exercer entre elles. Bien plutôt elles devraient s'aider, puisqu'elles se complètent et se suppléent sans se confondre, et qu'elles ont chacune leurs heures et leurs étapes marquées d'avance (1).

---

## BOUES

### Analyse. — Origine

C'est en grande partie à ses Boues végéto-minérales que Dax doit sa réputation thermale ; elles sont, en effet, utilisées de temps immémorial et leurs effets curatifs, dans certaines maladies, sont consignés dans un grand nombre d'ouvrages scientifiques.

On ne trouve dans les ouvrages des historiens de l'antiquité aucune mention spéciale de nos boues. Ce mode de traitement leur était cependant connu, ainsi qu'on peut en juger par le passage suivant emprunté à Pline. (2)

« Plerique in gloria ducunt plurimis horis perpeti
« calorem aquarum : quod est inimicissimum.
« Namque paulo diutius quam balneis uti oportet, ac
« postea frigida dulci, nec sine oleo discedentes..
« *Utuntur et cœno fontium ipsorum utiliter* :
« sed ita si illitum sole inarescat. »

(1) Biarritz. Ville d'Hiver par le Dr Raoul Le Roy.

(2) PLINE. — L. XXXI, c. XXXII.

« Plusieurs se font une gloire de supporter durant plusieurs heures la chaleur des eaux, mais cela est très funeste à la santé. Il faut y rester seulement un peu plus que dans les bains ordinaires et puis leur faire succéder de l'eau froide assez douce et ne point se retirer sans s'être frictionné avec de l'huile.

« On *use encore des boues de ces mêmes fontaines ;* cela est avantageux si avant de s'en débarrasser, on va se faire sécher au soleil. »

En 1746, M. de Bordeu (1) s'exprimait ainsi à leur sujet : « Les eaux de Dax, si connues même des « Romains, sont très-chaudes, bitumineuses et « ferrugineuses ; on se sert des eaux et des *Boues ;* « on se baigne dans l'eau dont on boit un peu, l'on « se plonge dans la boue pour les paralysies, les « bouffissures et les grands relâchements. »

Dans son traité des eaux minérales, M. le docteur Castetbert (2) nous dit que « Dax, Barbotan et « St-Loubouer doivent une grande partie de leur « réputation *aux miracles qu'ont opéré ces bourbiers* « qu'on doit regarder comme une terre grasse,

(1) Lettres contenant des essais sur l'histoire des eaux minérales du Béarn, adressées à Madame de Sorbiero, à Pau, en Béarn, par *Théophile de Bordeu,* le fils, médecin-chirurgien, docteur de Montpellier. — Amsterdam, M.DCC. XLVI.

(2) Traité des eaux minérales, par M. *Raymond-François-Castetbert,* docteur en médecine de l'Université de Montpellier, médecin à Bordeaux. — Bordeaux, chez Jean Chapuis, 1762.

« onctueuse, imprégnée des parties les plus « balsamiques, les plus actives de l'eau qui les « délaie et qui se concentre dans les porosités de « ces boues qui sont souvent préférées aux eaux « thermales dans le cas où il faut apaiser des « douleurs aiguës, périodiques, comme celles de la « goutte et du rhumatisme.

« Les boues dont nous parlerons, continue M. le « docteur Castetbert, ne flattent point autant la vue « et l'odorat que les onguents que vendent les « parfumeurs ; mais aussi elles ont plus de propriétés « et celles qu'elles ont en commun sont dans un « degré plus éminent pourvu qu'on ait le temps « d'observer les précautions qu'Hippocrate recom- « mandait aux Grecs qui faisaient familièrement « usage des onguents, c'est-à-dire de laver le corps « avant l'onction et de le frotter avec des brosses, « afin d'ouvrir les pores de la peau qui devaient « recevoir la quintessence des pommades qu'ils « employaient. *Dulcis aqua madefacit*, et quelques « pages après, *confricatio carnem calefacit*, et en « parlant de l'onction, il s'explique en ces termes : « *Nam unctio calefacit humectat et molle facit*, « et à la faveur de ces petits soins, *nos boues ont* « *une vertu tonique, capable de fortifier, de* « *résoudre et de rétablir le ressort des parties* « *affaiblies*.

« Les boues, outre leur efficacité dans plusieurs

« maladies opiniâtres et rebelles, produisent un « châtouillement assez agréable dès qu'on y est « entré, et après qu'on en a fait usage pendant « quelques jours, on trouve la peau douce comme « du satin et si elles n'étaient pas aussi désagréa- « bles à la vue et à l'odorat, elles mériteraient le « nom de *Pommade naturelle par excellence ;* car « l'art cosmétique ne saurait mieux faire que de les « employer lorsqu'il s'agit d'adoucir et de procurer « au corps ce lustre, cet incarnat que les physiono- « mistes regardent comme un signe assuré de la « santé la plus parfaite, et ils paraissent d'autant « plus fondés que la peau est la sentine du corps. »

L'analyse des Boues exploitées à l'Etablissement des Baignots a été faite par M. le professeur Filhol, l'éminent chimiste de la Faculté de Toulouse. Voici comment il s'exprimait dans la communication qu'il fit à ce sujet à l'Académie de médecine (1)

« Comme il était aisé de le prévoir, dit M. Filhol, « j'ai trouvé dans les boues des Baignots tous les « corps qui existaient dans l'eau elle-même. L'analyse « mécanique permet d'y reconnaître l'existence d'une « assez forte quantité de sable siliceux ; elle permet « encore d'isoler une quantité considérable d'une « argile très fine. Ces boues contiennent une « proportion notable de matière organique dont les

(1) Bulletin de l'Académie de médecine, n° 13. — Séance du 27 mars 1883.

« propriétés sont analogues à celles de la tourbe. « Quand on fait bouillir la boue de Dax avec une « solution alcaline, on obtient un décocté coloré en « brun, comme une forte infusion de café. Si l'on « ajoute à ce liquide un léger excès d'acide « chlorhydrique, il s'y produit un précipité brun qui « possède tous les caractères de l'acide ulmique.

« Parmi les corps qui ont particulièrement attiré « mon attention, je signalerai le cuivre qui existe « dans les boues à l'état de sulfure et le fer qui s'y « trouve, en partie à l'état de sulfure ferreux, en « partie à l'état de sesquioxyde.

« Cent parties de boues, séchées à la température « de 120 degrés, ont donné à l'analyse :

| | | |
|---|---|---|
| Sable siliceux | 21 gr. | 471 |
| Argile | 46 | 727 |
| Sulfure ferreux | 4 | 915 |
| Sesquioxyde de fer | 6 | 100 |
| Carbonate de chaux | 1 | 800 |
| — de magnésie | 0 | 032 |
| Matière organique | 18 | 902 |
| Sulfure de cuivre | 0 | 028 |
| Arsenic | Traces | |
| Antimoine | Traces | |
| Bromure de sodium | Traces | |
| Iodure de sodium | Traces | |
| Fluorure de sodium | Traces | |

| | |
|---|---|
| Carbonate de manganèse. . . . . . . . . . | Traces |
| — de lithine . . . . . . . . . . . . | Traces |
| — de baryte . . . . . . . . . . . . | Traces |
| — de strontiane . . . . . . . . . . | Traces |
| Chlorure de sodium. . . . . . . . . . . . . | 0 gr. 002 |
| Sulfate de potasse . . . . . . . . . . . . . | Traces |
| — de soude . . . . . . . . . . . . . . | 0 gr. 001 |
| — de chaux . . . . . . . . . . . . . . | 0 022 |
| Phosphate de chaux . . . . . . . . . . . | Traces |

« Quoiqu'il me paraisse certain que les boues « agissent sur les malades par l'ensemble des « éléments qui les composent, je ne puis m'empêcher « d'attribuer une bonne partie de leur action au « cuivre, au fer, et à la matière organique dont « l'origine me paraît due à la décomposition des « algues d'eau douce, qui vivent, soit dans l'eau « thermale, soit dans son voisinage. Les caractères « chimiques de cette matière organique me « paraissent rendre évidente l'origine que je leur « attribue. »

Quant à leur origine, voici ce qu'écrivait dans le dernier rapport adressé au Ministre du Commerce notre excellent ami et regretté confrère, le docteur Albert Saintorens, médecin-inspecteur de la station.

« Toute la partie basse de la rive gauche de « l'Adour est constituée par des alluvions super- « posées aux formations crétacées ou tertiaires, et

« le plus grand nombre des sources thermales se
« dégagent du sein de ces alluvions. La réunion de
« ces deux éléments forme une boue thermale que
« l'on ne trouve qu'à quelques mètres de profondeur
« et qui est peu utilisée par la médication balnéaire.

« L'origine des boues employées dans les piscines
« ou les baignoires des Etablissements de la station
« est due aux dépôts limoneux que l'Adour aban-
« donne après chaque inondation. Ces limons
« déposés sur les sources thermales se trouvent
« imprégnés d'eau minérale, et l'algue dont la
« présence est essentiellement liée à cette eau se
« développe sous l'influence de l'air et de la
« lumière. Au contact de cette matière organique,
« la sulfuraire se produit, et des gaz se dégagent.
« Ces gaz sont semblables à ceux des réservoirs où
« l'eau thermale séjourne, c'est-à-dire où ils renfer-
« ment 98 % d'azote. »

Il y a donc, comme on vient de le lire, deux sortes de boues : l'une inexploitée, que les récents travaux, exécutés autour de la fontaine chaude pour la construction des égouts, ont fait découvrir dans un périmètre très vaste, à une profondeur moyenne de quatre à six mètres (1), et l'autre, produite par le

(1) Ce gisement de boues doit être d'une étendue considérable ; car, l'année dernière, à l'occasion des fouilles pratiquées à l'établissement des Baignots, il en a été trouvé, aux mêmes profondeurs, une nappe très épaisse.

dépôt limoneux de l'Adour sur les sources qui émergent sur le bord du fleuve ; cette dernière est la seule jusqu'ici qui soit utilisée en bains. « Ces « boues, continue le Dr Saintorens, constamment « traversées par des courants d'eau minérale, « contiennent, en proportions variables, quatre « éléments principaux :

« 1° Le limon déposé par les débordements de « l'Adour.

« 2° Des sels de chaux, de soude, de magnésie, de « fer, de l'iode, du brôme, etc., que l'eau abandonne « à la boue.

« 3° Une partie de ces mêmes substances miné- « rales ayant subi des réactions et des décomposi- « tions incessantes au contact de la boue et des « algues mortes.

« 4° La substance des algues qui y naissent, « vivent, meurent, et s'y succèdent avec une « abondance et une rapidité surprenantes.

« Cette boue médicinale, une fois formée, est « noirâtre, douce au toucher, onctueuse, et répand « une odeur d'hydrogène sulfuré peu intense. »

Les boues de Dax sont uniques en Europe. Elles n'ont d'analogues que celles de Préchacq, petit village situé à une vingtaine de kilomètres de notre station.

En effet, tandis qu'à Saint-Amand (Nord), on a besoin de les chauffer en raison de leur température trop basse (1) qu'à Barbotan (Gers), elles ne dépassent pas 36° centig. au fond et 26° à la surface, et qu'à Franzensbad (2), elles subissent toute une série de manipulations avant d'être aussi chauffées artificiellement, à Dax, elles reçoivent directement leur calorique et leur minéralisation de l''eau hyperthermale.

On a, depuis quelques années, beaucoup écrit sur les boues de notre station et on a voulu expliquer de diverses façons leur mode d'action qui semblait entouré d'un certain mystérieux. On a invoqué d'abord la présence des algues qui, dit-on, « naissent, vivent et meurent dans l'eau thermale » et que l'on retrouve dans les boues, à la condition *sine qua non* que celles-ci « soient exposées à la lumière solaire. » Au risque de passer pour un ignorant, nous devons avouer que nous n'avons aucune foi dans les propriétés des conferves vivantes ou mortes que l'on rencontre dans les boues. Contiendraient-elles une plus grande

(1) La température des boues de Saint-Amand est de 26° centigr. pendant toutes les saisons de l'année. On obvie à cette basse température en plaçant dans les compartiments destinés aux malades des cylindres de fonte, préalablement chauffés et remplis de sable chaud ou d'eau bouillante.

(2) C'est dans une prairie que l'on trouve la boue de Franzensbad. Elle est presque à fleur de terre et sa couche s'étend jusqu'à une profondeur de 4 ou 5 mètres. Des ouvriers l'extraient à la pelle et les morceaux de cette boue restent exposés à l'air et au soleil pendant une année entière avant d'être employés en bains, dans lesquels on les délaie avec les eaux de la station.

quantité d'iode (dans quelle eau minérale n'en découvre-t-on pas aujourd'hui ?), qu'elles ne trouveraient pas auprès de nous plus de crédit.

Car elles nous paraissent jouer un rôle très problématique. Il y a une dizaine d'années, en effet, écrivions-nous il y a quelque temps dans le « *Sud-ouest Thermal,* » on ignorait absolument à Dax que les boues pussent être cultivées ; mais avec le progrès qui aujourd'hui déborde de toutes parts, des esprits originaux ont surgi qui ont prétendu que le meilleur, le seul moyen de rendre les boues *médicinales !* c'était de les cultiver à ciel ouvert. Que des hydropathes fantaisistes cherchent dans la *fabrication* de la boue un moyen d'exploiter les naïfs et veuillent rendre le public témoin de leur *cuisine à ciel ouvert,* c'est affaire à eux ; que, par leur talent, ils arrivent à rendre la boue *tellement médicinale* qu'au lieu de la débiter en bains, ils la vendent en pilules, nous n'y voyons aucun inconvénient. Mais de ce que certains établissements qui possèdent en plein air des piscines de « réclame », piscines dans lesquelles on ne rencontre pas que des conferves, fassent insinuer que les seules boues salutaires sont celles qui « sont exposées aux rayons solaires » c'est là une fumisterie de mauvais goût contre laquelle nous devons protester. Il existe à Dax un grand nombre d'établissements dont les piscines à boues ne voient jamais le soleil, et dans lesquelles

les malades trouvent une guérison aussi sûre et aussi rapide que dans les maisons où « l'on cultive la boue » en plein vent. Nous en dirons les raisons plus loin. (1.)

La présence des conferves dans l'eau thermale n'est point un phénomène surprenant et nous les retrouvons tout aussi bien dans l'eau froide et stagnante et courante ; elles diffèrent, il est vrai, et leur organisation n'est point la même dans les deux milieux, mais elles nous paraissent jouer un rôle tout à fait secondaire dans l'action thérapeutique du bain. Sans doute, leurs cadavres engraissent la boue, lui donnent de l'onctuosité et engendrent des phénomènes de fermentation ou autres que nous pouvons être amenés à soupçonner ; sans doute, les rayons solaires aident à leur éclosion et à leur prolifération, et cependant on ne saurait leur attribuer l'action prépondérante que d'aucuns voudraient leur donner.

Cela est si vrai, qu'à Néris, station célèbre par la végétation confervoïde de ses eaux, on néglige

(1) « Quelques personnes préconisent les eaux et boues « thermales tant de St-Pierre que de Bibi (aujourd'hui les « Thermes) comme plus efficaces que celles des Baignots. Quant « à nous, nous n'avons jamais reconnu aucune différence dans « les effets. » (*Jean Thore et Pierre Meyrac : Mémoire sur les eaux et boues thermales de Dax, Préchacq, Saubusse et Tercis*).

On le voit, la concurrence ne date pas d'hier, et les procédés de dénigrement n'ont pas varié ; ils sont aujourd'hui plus raffinés : voilà toute la différence.

aujourd'hui le traitement tant prôné dans les ouvrages spéciaux par l'application topique des algues thermales ; et au lieu de servir à engraisser les bains, les conferves qui se développent dans les bassins refroidisseurs sont utilisées pour le fumage des terres. Néanmoins, dans le bassin de droite qui existe à la porte d'entrée, les baigneurs peuvent voir végéter de magnifiques hydrophytes, qu'on se dispense d'employer en applications balnéaires et qui sont vendues par poignées aux malades qui en désirent.

Que les boues de Dax soient ou ne soient point cultivées, qu'elles soient prises à l'est ou à l'ouest, au nord ou au sud, qu'elles portent la qualification de naturelles, médicinales, ou même surnaturelles, il est un fait que personne ne contredira et ne pourra détruire, à savoir : leur efficacité.

*Toutes les boues de Dax contiennent des conferves.* Qu'entend-on, en effet, par ce mot ? Il ne s'applique pas seulement à ces plantes verdâtres que l'on constate soit dans la Fontaine chaude, soit dans les bassins refroidisseurs de l'eau thermale, et qui meurent dès qu'elles sont privées d'air et de lumière ; mais, dit Rotureau, il comprend surtout ces matières organiques amorphes, si bien étudiées par Longchamp et Anglada sous les noms de barégine et de glairine. Or, cette matière organique (formée par des algues mortes et décomposées, ou peut-être par des algues embryonnaires), nous la retrouvons dans l'eau et les boues de Dax. Vauquelin l'avait déjà signalée dans ces eaux, et dernièrement, le regretté professeur Filhol, la mentionnait dans son analyse des eaux et boues des Baignots.

Elle a été récemment étudiée par M. Marchand, professeur de cryptogamie à l'école de pharmacie de Paris, sous le nom de *Daxine*. Il dit « qu'il lui semble que ces glaires « sont des rebuts des végétations qui se trouvent « dans ces eaux et qu'il lui paraît intéressant de « voir comment surtout le principe minéralisateur « se condense en ces glaires diverses, qui, amorphes « d'abord, prennent, avec d'assez forts grossisse- « ments, des apparences de texture bien arrêtée. » M. Marchand a eu en main des boues et des glaires des eaux de Dax ; mais, malheureusement, le voyage et le temps les avaient tellement altérées qu'il lui a été difficile de les étudier comme il l'eût désiré.

Pour nous, toutes les boues de Dax, aussi bien celles de « l'Etablissement Séris » que celles de « St-Pierre », aussi bien celles des « Thermes » que celles des « Thermes Romains » ont la même efficacité thérapeutique ; qu'elles soient recueillies dans les fossés qui avoisinent l'Adour, au trou des Pauvres, au Roth, à St-Pierre, dans le lit de la Pédouille, elles jouissent des mêmes propriétés, pourvu qu'aussitôt enlevées elles soient déposées sur les sources d'eau thermale, car la boue, dit M. Rotureau (1), « n'est que le dépôt d'une source ou « d'une terre en général, glaiseuse ou tourbeuse « qui macère toujours ou pendant plusieurs années « dans une eau minérale. »

Que serait en effet, la boue, sans la présence de l'eau thermale ? un corps inerte, un cataplasme de vase limoneuse d'une action plus que douteuse ; tandis que mise en macération dans l'eau chaude, elle s'y minéralise, en empruntant à la source thermale sur laquelle elle gît une grande quantité de sels minéraux.

Si nous passons en revue les différentes stations d'Italie où le traitement par les boues (les Fanghi) est en usage, nous voyons partout ce système en pratique, et nous remarquons surtout que les Italiens sont beaucoup moins scrupuleux que nous, au point de vue du choix de la boue qu'ils emploient.

Ainsi, à Vinadio (à la source des Fanghi), et à Abano, les eaux suintent d'un rocher au bas duquel est creusé un réservoir *où est déposée la terre glaise que l'on apporte pour la faire chauffer par l'eau des sources*. De cette façon, dit M. Rotureau, la terre macère dans l'eau tout en prenant sa température.

(1) Rotureau. — Dictionnaire encyclopédique des sciences médicales. Art. Boues.

A Trescore (dans les établissements de San Pancracio et de Grena), la boue est prise un geu partout et déposée sur les griffons de différentes sources ; on la laisse macérer dans l'eau minérale, s'imprégner des sels que celle-ci contient, et au bout d'un certain temps on l'administre en bains.

Un coup d'œil sur le mode d'agir usité en Allemagne. Nous avons vu les préparations qu'on fait subir à la boue dans la station de Franzensbad, une des plus célèbres d'outre Rhin.

A Eilsen, (princip. de Schaumbourg-Lippe), on met à profit les boues déposées au fond des sources de la manière suivante : On délaie cette fange avec de l'eau minérale et on la chauffe à l'aide d'un courant de vapeur.

A Meinberg (princip. de Lippe-Detmold) on recueille les boues près du village, dans les prairies marécageuses : elles sont l'objet d'une préparation préalable et on les échauffe à l'aide de courant de vapeurs.

Et à St-Amand, même, une de nos stations les plus connues par ses bains de boues, n'opérait-on pas et n'opère-t-on pas de la même façon? Qu'on lise plutôt les lignes suivantes empruntées à l'ouvrage d'un médecin du siècle dernier (1).

« Il est vrai que les boues s'épuiseraient; elles « s'épuisent même sans cela, parce que chaque

(1) Essai physique sur les Eaux de St-Amand par le docteur Pierre-Paul Bouquié. Lille. M. DCC. L.

« malade qui en sort en emporte une partie, et qu'il « n'y a point de torrent souterrain qui en apporte la « matière au bassin (1). *Mais on les remplace en y « mettant celle qui se ramasse dans les issues des « fontaines et en y jetant des boues du voisinage, « et ces boues ont bientôt la même vertu que celles « du bassin, parce que les principes actifs y sont « continuellement apportés par les sources.* »

— Nous pourrions multiplier les exemples et citer encore un grand nombre de stations où la boue n'est utilisée qu'après avoir été transportée dans les baignoires, mais cette énumération nous semble tout à fait inutile.

Nous sommes donc en droit de considérer comme purement fantaisistes les théories plus ou moins originales émises par des esprits inventifs sur le rôle des conferves et la culture des boues : car elles ne reposent sur aucune donnée expérimentale ou scientifique.

---

(1) On aurait, paraît-il, « avancé devant une commission « scientifique qu'à Dax il existait des sources de boues, et que « celles-ci émergeaient de la roche dolomitique!!!! »

C'est là une ânerie qui n'a pu germer que dans le cerveau de quelque halluciné, et ce serait perdre son temps que de la discuter.

# PROPRIÉTÉS MÉDICALES

## Action physiologique et thérapeutique du bain de boues (1)

Afin de nous rendre un compte aussi exact que possible des effets produits par l'immersion dans le bain de boues, nous en avons pris un certain nombre. Ces expériences ont été faites en présence du docteur Raillard (d'Ozourt), médecin directeur de l'établissement thermal des Baignots, qui a bien voulu nous prêter son précieux concours en dirigeant ces essais et en surveillant les résultats (2).

Voici les détails observés pendant les deux premières expériences ; elles nous ont semblé les plus remarquables, tant à cause de la netteté des effets obtenus qu'à cause des conditions où elles ont été faites, et qui sont exactement semblables à celles où se trouvent nos malades.

(1) Les considérations qui suivent sont extraites en grande partie d'une de nos brochures « *Traitement du rhumatisme noueux par les Boues végéto-minérales de Dax* » (*Mémoire inséré dans les Annales de la Société d'hydrologie médicale de Paris, 1885*).

(2) Que dans la lecture des deux expériences le lecteur ne s'étonne point de la température du bain de boues au moment de l'immersion : ce n'est point là le degré normal de nos bains. Pour faire nos expériences nous avions, en effet, fait interrompre l'arrivée de l'eau thermale, et ce n'est qu'après l'immersion que nous l'avons rétablie, ce qui explique l'élévation progressive de la température.

PREMIÈRE EXPÉRIENCE

1° A l'entrée dans le bain (Céphalalgie) :

| | |
|---|---|
| Température de la salle. . . . . . | 21° centigr. |
| — du bain de boues . . | 36° |
| — de l'aisselle. . . . . | 35° 4/10 |
| Pouls. . . . . . . . . . . . . . . . . | 95 |

2° Après cinq minutes d'immersion :

| | |
|---|---|
| Température du bain de boue. . . | 37° 3/10 |
| — de l'aisselle. . . . . | 36° 8/10 |

Sensation de chaleur de l'épigastre.

3° Après dix minutes d'immersion :

| | |
|---|---|
| Température du bain de boues. . | 41° |
| — de l'aisselle. . . . . | 37° 1/10 |

La céphalalgie a disparu. Chaleur à la face. Gêne générale.

4° Après treize minutes d'immersion :

| | |
|---|---|
| Température du bain de boues . . | 42° |
| — de l'aisselle. . . . . | 37° 2/10 |

Chaleur de plus en plus intense à la peau ; picotement léger ; dyspnée.

5° Après quinze minutes d'immersion :

| | |
|---|---|
| Température du bain de boues . . | 42° 8/10 |
| — de l'aisselle. . . . . | 37° 4/10 |

Picotements de plus en plus forts. Dyspnée plus intense.

6° Après dix-huit minutes d'immersion :

| | |
|---|---|
| Température du bain de boues . . | 45° |
| — de l'aisselle. . . . . | 38° |
| Pouls. . . . . . . . . . . . . . . . . | 108 |

Sudation. Cessation du malaise et de la dypsnée.

7° Après vingt minutes d'immersion :

| | |
|---|---|
| Température du bain de boues. , | 45° 5/10 |
| — de l'aisselle. . . . . | 38° 1/10 |
| Pouls . . . . . . . . . . . . . . . . | 116 |
| Température de la salle . . . . . . | 22° 5/10 |

Sudation très franche, pas de malaise. Sortie du bain. Douche à 14°, une minute. Réaction très facile.

## DEUXIÈME EXPÉRIENCE

1° A l'entrée du bain :

| | |
|---|---|
| Température de la salle . . . . . | 20° |
| — du bain de boues. . | 39° |
| — de l'aisselle. . . . . | 36° 1/10 |
| Pouls. . . . . . . . . . . . . . . . | 84 |

2° Après cinq minutes d'immersion :

| | |
|---|---|
| Température du bain de boues . . | 40° 6/10 |
| — de l'aisselle. . . . . | 37° |

3° Après dix minutes d'immersion :

| | |
|---|---|
| Température du bain de boues. . | 42° |
| — de l'aisselle. . . . . | 37° 2/10 |
| Pouls . . . . . . . . . . . . . . . | 86 |

Chaleur à l'épigastre ; battement aux tempes ; picotements à la face ; malaise.

4° Après treize minutes d'immersion :

| | |
|---|---|
| Température du bain de boues. . | 43° 8/10 |
| — de l'aisselle . . . . | 37° 8/10 |
| Pouls . . . . . . . . . . . . . . . | 92 |

Picotements généralisés. Chaleur à la face ; constriction à la gorge.

5° Après quinze minutes d'immersion :

| | |
|---|---|
| Température du bain de boues. . | 44° |
| — de l'aisselle . . . . | 38° 1/10 |
| Pouls . . . . . . . . . . . . . . . | 110 |

6° Après dix-huit minutes d'immersion :

| | |
|---|---|
| Température du bain de boues. . | 45° |
| — de l'aisselle . . . . | 38° 2/10 |
| Pouls . . . . . . . . . . . . . . . | 112 |
| Température de la salle . . . . . | 21° 8/10 |

Sortie du bain : sudation plus franche que la veille ; même douche à 14° ; réaction très facile.

L'action des bains de boues, pris dans les conditions de température qu'indiquent nos expériences, peut très bien se résumer par un seul mot : *Révulsion.* Comme l'indiquent nos chiffres, cette action se caractérise par une élévation de la température axillaire, une accélération correspondante du pouls, et une sudation plus ou moins abondante, sans que jamais ces phénomènes, quoique très accusés, arrivent à perturber les conditions physiologiques de l'économie : ils les exagèrent, voilà tout.

S'il est facile de déterminer les effets physiques du bain de boues, il n'est pas aussi aisé d'expliquer son action thérapeutique. Cette dernière en effet ne peut se déduire rigoureusement ni des propriétés physiques de la boue, ni de sa composition telle qu'elle est indiquée par l'analyse chimique ; et ici, comme dans la presque généralité de toutes les stations thermales, comme pour tous les médicaments les plus précieux, il faut s'en rapporter à l'observation et à la tradition.

Quel est donc le mode d'action du bain de boues ? Là, nous entrons largement dans le champ des hypothèses, car, nous devons humblement l'avouer, nous ne sommes guère plus avancés que du temps de Pline sur l'action des eaux minérales. A peine avons-nous échangé la nymphe tutélaire que les Romains plaçaient à chaque source contre le *quid ignotum* d'Hippocrate ou le *quid divinum* de quelques philosophes. On a tour à tour, pour nos eaux et nos boues, mis en avant l'agent minéral thermal, la matière organique, le cuivre et le fer (Filhol), l'électricité (1); on a représenté Dax comme une véritable pile thermo-électrique, et les boues comme constituant un véritable coke végéto-minéral Mora) offrant une réceptivité calorique analogue à celle du coke minéral.

Ces diverses hypothèses n'ont, à nos yeux, qu'un seul mérite, celui de l'originalité. Elles ne prouvent rien, ne s'appuyant sur aucun fait d'observation scientifique.

Néanmoins, dans le bain de boues, tel qu'il se prend à Dax, il y a deux éléments palpables d'action qui sont : 1° la pression, l'action topique de la boue sur l'envoloppe cutanée ; 2° l'action calorifique de l'eau hyperthermale qui donne à la boue sa température.

« *La température, a dit Fourcroy, est l'âme des* « *eaux comme des boues : car sans elle, peu de* « *chose, et avec elle presque tout.* »

Nous ne nions pas d'autres influences, mais tant

(1) A l'exemple de Scoutetten qui, dans ses expériences sur les eaux thermales des Bains romains à Plombières, constata une déviation galvanométrique de 60°, MM. Thore et Dufourcet ont commencé des études sur l'électricité de nos eaux hyperthermales. La Fontaine chaude leur a fourni un courant négatif très énergique, produisant un bruit très intense dans un téléphone, et marquant 50° à un galvanomètre peu sensible.

qu'elles ne nous seront pas scientifiquement démontrées, nous persisterons à attribuer l'action prépondérante au calorique qui constitue l'élément le plus palpable, ainsi qu'à l'action topique de la boue jouant, en ce cas particulier, le rôle d'un immense cataplasme.

Ne voyons-nous pas tous les jours de nouvelles applications de la chaleur tant en médecine tant qu'en chirurgie ? Ne savons-nous pas que les métrorrhagies cèdent souvent à une injection d'eau chaude à 50° centigrades portées sur le col à l'aide d'un irrigateur ou à des applications sur la région bombaire, et tout dernièrement, M. Paul Reclus, (1) le chirurgien distingué des hôpitaux de Paris, ne nous a-t-il pas fait part des heureux résultats obtenus par l'eau chaude à 45, 48, 50, et même 55 degrés dans les phlegmons du membre supérieur ? On ne peut, dans ces cas particuliers, arguer ni des conferves, ni de l'électricité, etc., et c'est le calorique seul qui doit être invoqué.

En veut-on une nouvelle preuve ?

En 1743, le docteur Morand, médecin à St-Amand, composa des boues *artificielles* qu'il délayait avec l'eau chaude pour être utilisées en bains dans les affections rhumatismales : les épreuves qu'il fit à Paris et à Lille furent couronnées d'un plein succès !

Bien plus, ce même docteur imagina d'essayer,

(1) Gazette hebdomadaire de médecine et de chirurgie. 1884. N° 49.

dans des conditions identiques et pour le même usage, les boues ramassées sur les pavés des grandes villes, et les effets ne furent pas moins satisfaisants !

Qu'en pensent les cultivateurs de boues et de conferves auxquelles l'audacieux docteur Morand eut l'outrecuidance de ne pas songer ? Il est vrai que depuis, on a pris une revanche..... Mais qu'y ont gagné les résultats thérapeutiques ?

Cela étant, qu'il nous soit donc permis de donner au calorique une grande part d'action dans le rôle du bain de boues. Celui-ci n'en perdra ni de sa valeur ni de son efficacité, et les malades continueront de trouver en lui un soulagement à leurs douleurs.

Afin de ne rien négliger, nous devons signaler la part revenant à buée chaude si abondante qui se dégage du bain de boues pour se répandre dans les salles voûtées à dessein, comme les piscines communes de Barèges.

Cette buée facilite le jeu des organes respiratoires et permet de tolérer la calorification excessive du tégument, en établissant une sorte d'équilibre entre la température extérieure et la température intérieure. Quoi qu'il en soit, nous avons été frappés de la facilité avec laquelle se supportent, sans malaise réel dans la boue, des températures à peu près intolérables dans un bain ordinaire ; on se l'explique encore mieux quand on y joint l'action de la douche froide prise au sortir du bain. En effet, celle-ci qui agit en soustrayant du calorique et en ramenant rapidement l'état fonctionnel à son rhythme normal, donne la clef d'une tolérance prolongée pendant tout le cours d'un traitement de 20 à 30 jours. Nous insistons sur ce point, car nous croyons exagérées les craintes de certains médecins qui redoutent de troubler par un brusque refroidissement le mouvement fluxionnaire périphérique produit par le bain chaud : la réaction qui suit la douche suffit à en faire justice.

Les phénomènes d'excitation générale consécutifs aux expériences citées plus haut ont été peu prononcés. Les seuls qui nous aient paru appréciables sont une augmentation de la soif et de l'appétit, un peu de fatigue, produisant une tendance plus accusée au sommeil, une souplesse des articulations et enfin une très grande facilité de sudation.

De ce qui précède, sommes-nous en droit de tirer des conclusions pratiques applicables aux malades? Nous le croyons avec d'autant plus de raison que les phénomènes signalés par eux se rapprochent très exactement de ceux que nous venons de consigner.

Tous, en effet, éprouvent au début une excitation générale qui se traduit par une sensation de bien-être et de force insolites.

Leur peau, qui fonctionnait mal ou d'une façon exagérée, devient très rapidement le siège d'une bonne et douce moiteur qui, au bout de peu de jours, est remplacée par des sueurs critiques toujours faciles et parfois très abondantes.

Cet effet est en général le premier signalé par la plupart de nos malades. En même temps, leur appétit se réveille, leurs digestions se régularisent, les épanchements en voie d'organisation ou déjà organisés autour des jointures commencent à se résorber, le jeu des articulations devient plus facile grâce à la souplesse qu'elles prennent ; l'exercice qui était à peu près impossible devient facile et agréable, et comme conséquence, ils recouvrent rapidement le sommeil. Quelques-uns éprouvent, dès le début, une exaspération des douleurs articulaires qu'un ou deux jours de repos suffisent à calmer. Cette exaspération qui, d'ordinaire, est d'un bon augure, se continue parfois durant toute la durée du traitement, et les malades chez lesquels elle est le plus marquée sont ceux qui obtiennent de leur traitement les résultats les plus complets.

Ces phénomènes s'accusent d'une façon marquée durant le cours du traitement ; mais, dans la pluralité des cas, il n'est pas rare de voir, à la fin de la cure, une diminution très manifeste des épanchements articulaires, une amplitude plus grande des mouvements empêchés au début, et parfois même leur rétablissement complet.

A quoi sont dûs ces résultats ? Il est naturellement, comme nous l'avons déjà dit plus haut, fort difficile de faire la part de ce qui revient à chacun des facteurs indiqués.

A notre sens, l'excitation *révulsive*, que produit le bain de boues, agit en modifiant le fonctionnement de la peau et en le ramenant à son état normal ; en rétablissant la nutrition et tous les actes qui en dépendent, et par conséquent en hâtant la reprise des dépôts morbides développés dans les parties molles, puissamment aidée, en tout cela, par l'action tonique et reconstituante de la douche froide.

Telle est notre manière de voir sur le rôle du bain de boues et son mode d'action. Nous n'avons pas, on le devine bien, la prétention de parler *ex cathedra* et de faire prévaloir quand même notre opinion. Cependant, après six années de pratique thermale, nous croyons avoir acquis le droit d'exprimer notre sentiment, alors surtout que d'autres cherchent à innover et à détruire les pratiques traditionnelles usitées dans la station. Ce droit de parler, nous l'avons et nous en userons en temps utile.

Et qu'on ne vienne plus nous reprocher notre manque de « patriotisme local, » quand nous émettons notre pensée sur telle ou telle question générale ou de détail qui peut intéresser la station.

Les opinions que nous livrons à la publicité nous sont personnelles. Elles n'engagent que nous et nous ne croyons pas manquer au patriotisme !!! en disant ce que nous croyons être la vérité.

Les mauvais patriotes sont les charlatans qui cherchent à tromper le public et à l'exploiter : ceux-là seuls sont nuisibles à la station.

---

## MODE D'APPLICATION DES BOUES

Les boues de Dax s'administrent en bains entiers ou demi-bains, dans des piscines et des baignoires alimentées par l'eau thermale courante.

La boue demeurant au fond, en raison de sa grande densité, le bain de boues n'est jamais entier, au sens propre du mot, c'est-à-dire que le corps n'y plonge pas entièrement. La partie inférieure seule, jusqu'au niveau de la poitrine, est recouverte de vase, tandis que la partie supérieure se baigne dans l'eau, tenant en suspension la partie la plus fluide de la boue.

Autrefois, les bains se prenaient sur les bords de l'Adour, dans des piscines exposées en plein air, et hommes et femmes s'y rencontraient dans une promiscuité des moins décentes et avec le costume que l'on devine. Aujourd'hui cette pratique est abandonnée et les boues s'administrent dans les baignoires ou les piscines spéciales des divers établissements.

Certain parmi ces derniers semblerait tirer vanité de ce que *chez lui seulement* il existerait des bains de boue *individuels*, tandis que chez les autres, le bain se prendrait en commun !

Nous nous contenterons de répondre qu'il n'est rien de plus facile que de transformer une piscine dite en *commun* en un bain de *boue* des *plus individuels*, et cela par le moyen bien simple de ne faire baigner qu'un malade à la fois.

Nous croyons également devoir rétablir la vérité en disant que dans tous les établissements, il existe des baignoires à boues ne *pouvant contenir qu'une personne à la fois*.

Et en admettant, ce qui n'est pas, que les bains se prissent en commun, nous n'y verrions pas le moindre inconvénient. Je parle pour les hommes, car nous comprenons aisément qu'il répugne aux femmes dont la pudeur est si légitime, de se baigner en compagnie de personnes même de leur sexe.

Le bain en commun serait-il donc condamnable ? Nous sommes loin de le croire. Ignore-t-on qu'à Loëche-les-Bains (Suisse) par exemple, trente à quarante personnes, sans distinction de sexe, d'âge ou de qualité, se trouvent réunies dans la même piscine, et y demeurent durant six, huit et dix heures? et voudrait-on nous signaler le moindre reproche adressé à cette méthode? Loin de lui nuire, cette pratique de la piscine commune a fait la fortune de Loëche qui est aujourd'hui renommé, à juste titre, comme très efficace dans un grand nombre de maladies, et principalement les dermatoses chroniques à forme humide. (1)

Ne pourrions-nous pas également arguer des habitudes des Romains et des piscines légendaires dans lesquelles ils prenaient leurs bains en commun? Ils furent cependant, eux aussi, surtout à une certaine époque, aussi raffinés que nous et ils ne délaissèrent pas ce mode de balnéation, pour lequel ils avaient un penchant tout particulier.

Qu'on ne vienne donc plus, en guise d'amorce, offrir au public, la baignoire à boues *individuelle !!!* Fort heureusement qu'on n'ajoute pas que la boue de ces baignoires, uniques dans la station, et dont certain Etablissement seul aurait le monopole, sont parfumées au lubin pour les hommes et à l'opoponax pour les femmes!!!

Mais on y arrivera : nous ne désespérons pas le voir.

(1) Notons, comme particularité, que les eaux de Loëche sont *sulfatées calciques* comme celles de Dax, et que leur composition chimique est, à peu de chose près, semblable à celle des nôtres.

Le système de chauffage des boues est à peu près partout le même. L'eau chaude, dont l'abondance est si considérable, traverse incessamment la piscine où se trouve la boue et défuit par une ouverture pratiquée sur une des parois de la baignoire.

La température des bains varie entre 38° et 48° centigrades.

Mais c'est en général à 40° ou 45° qu'on les administre, car, au-dessous de ce degré leur action se rapprocherait trop sensiblement d'un bain ordinaire et les effets de révulsion ne pourraient être obtenus.

Notons en passant que dans une piscine à boues, il existe un léger écart entre la température de l'eau thermale et celle de la boue, celle-ci accusant toujours deux à trois degrés de plus que l'eau qui la baigne.

Nous disions que nous considérions comme absolument anodine l'immersion dans des boues à 37° ou 38°. Pour nous, en effet, le bain de boues implique nécessairement l'idée de bain hyperthermal et nous ne comprendrions pas qu'un malade se déplaçât pour venir à Dax prendre des bains tempérés : des bains domestiques lui rendraient les mêmes services.

Il serait toutefois imprudent de faire prendre aux malades, dès leur arrivée, des bains à 45° centigrades. Voilà pourquoi, dans la pratique habituelle, ils commencent leur traitement par l'immersion dans des piscines à 38°, 39°, et peu à peu, sans brusquerie, ils arrivent, au bout de quelques jours, à prendre le véritable bain de boues, à une température moyenne de 42° à 46°.

La durée de ce bain est de 12 à 15 minutes : on ne doit guère dépasser cette limite. Au bout de ce temps, en effet, le front et le visage se couvrent d'une sueur abondante, les oreilles bourdonnent, la tête tourne, etc., etc., c'est le moment de sortir et il serait imprudent de vouloir y rester plus longtemps.

Certains ont payé cher leurs fanfaronnades, et encore il ne se passe pas d'année que nous n'apprenions le décès subit de quelque malade mort dans un bain trop prolongé. Ces accidents, il est vrai, ne se produisent pas dans tous les établissements car parmi ces derniers il en est un tout spécialement qui semble avoir le monopole de ces cures radicales.

On ne s'en étonnera pas quand on saura que la plupart des malades qui vont se plonger dans les boues (les *seules naturelles !!*) de cette maison, n'ont pas, par raison d'économie, consulté de médecin sur l'opportunité d'un traitement, sur la durée du bain et sa température. Les nouveaux venus suivent l'exemple de ceux qui sont arrivés avant eux, et c'est le plus souvent sur les conseils de ces derniers qu'ils commencent une cure qui finit souvent si vite..... et si mal !!!

La routine et l'imitation : voilà leurs seuls guides dans le traitement qu'ils viennent accomplir à Dax, et Dieu sait les maladies multiples pour lesquelles ils viennent en vain chercher un soulagement !!!

Des femmes enceintes, des albuminuriques, des cardiaques cachectiques, des paraplégiques, des hémiplégiques récents, des dyspeptiques, etc., etc., en un mot tous ceux qui souffrent ou qui ont des troubles de la motilité, de quelque cause que ce soit, trouvent le même accès facile dans les bains dont ils règlent eux-mêmes la durée !!! nous ne disons pas la température, car elle est invariable.

Dans ces déplorables conditions, on comprend parfaitement qu'il se produise des accidents comme ceux que nous avons signalés et nous ne sommes étonné que d'une chose : c'est qu'ils ne soient pas plus fréquents.

Après le bain de boues, le malade reçoit ou bien un arrosage général d'eau à 40° qui le débarrasse de la boue adhérente à son corps ou bien une douche à la même température.

Cela fait, et après avoir ingéré un verre d'eau thermale, il se couvre chaudement, s'enveloppe dans une bonne couverture et regagne sa chambre où il se met au lit, le corps entouré d'un vêtement chaud. Bientôt après, une sudation franche et très abondante se déclare : au bout d'une demi-heure environ, le malade change de linge, se frictionne vigoureusement et se lève pour s'habiller. Il ne doit toutefois aller au dehors que lorsque la chaleur sera tombée : sans cette précaution, il pourrait s'exposer à de graves dangers.

Le bain de boues se prend en général le matin, la séance de traitement du soir étant plus spécialement réservée aux douches.

Tel est, exposée succinctement, la méthode d'application du bain de boues à Dax.

On se ferait toutefois une étrange idée du traitement thermal de la station, si l'on s'imaginait que tous les rhumatisants qui nous arrivent sont irrévocablement et fatalement condamnés à ce bain.

Outre qu'il existe, comme nous le verrons plus loin, des contre-indications formelles à l'emploi de cet agent, on ne peut indistinctement l'appliquer à tous les malades, et il existe à cet égard des particularités bien singulières. Ainsi, par exemple, voici trois malades offrant les mêmes conditions d'âge, de constitution, la même hérédité, les mêmes signes d'extériorité morbide, les mêmes localisations, et qui semblent, au premier abord, justiciables du même traitement ; et cependant il n'en est rien. L'un sera considérablement amélioré par le bain de boues ; ledeuxième, verra, sous l'iufluence de cet agent, ses douleurs s'exaspérer et trouvera un soulagement rapide par les bains d'étuve humide, tandis que le dernier retirera un résultat des plus heureux des bains d'eau thermale à température croissante.

C'est là, on le comprend bien, une affaire d'appréciation de la part du médecin appelé à diriger la cure. Nous ajouterons qu'elle demande la plus grande circonspection.

En effet, dans le traitement d'un arthritique, il ne faut pas seulement envisager la *maladie;* il faut surtout avoir en vue le malade et tenir compte de son impressionnabilité nerveuse, de l'existence de lésions viscérales latentes, etc., etc., en un mot d'une foule d'éléments très précieux pour l'indication ou la contre-indication d'un traitement par les boues. Intempestivement appliqué, ce dernier peut occasionner une perturbation qui, malgré son peu d'intensité apparente pendant la cure, n'en sera pas moins grave dans ses résultats éloignés.

Nous ne devons pas terminer ces considérations sans dire quelques mots d'une innovation que l'on cherche à introduire dans la pratique de la station. Nous voulons parler des *applications locales de boues.*

Nous l'avons déjà dit : pour nous, la boue ne peut et ne doit être efficace qu'à la condition indispensable de se trouver *en contact direct* avec l'eau thermale. Nous comprenons cependant que des cataplasmes de boues chauffées au moyen de la vapeur d'eau ou au bain-marie (comme on l'essaya à Sl-Amand), et appliqués sur une partie douloureuse aient une influence salutaire sur l'élément douleur ; mais, en raison de ce fait, d'observation d'ailleurs banale et journalière, vouloir ériger en pratique un nouveau mode de traitement des rhumatismes, nous parait absolument fantaisiste.

Dans ces cas, en effet, le traditionnel et antique cataplasme de farine de graine de lin aurait produit les mêmes résultats et tout topique chaud quel qu'il fût, rendrait les mêmes services. Nous en trouvons un exemple dans une curieuse observation que nous lisons dans le « Journal des connaissances médicales et chirurgicales. » 1847.

Le docteur Kemmerer y cite la guérison de rhumatisme chronique et de névralgie par l'application d'un cataplasme chaud de bouse de vache (sans conferves, bien entendu ! ! !) ; mais cette constatation faite, il se garde bien de proposer comme très efficace ce mode de traitement par les cataplasmes d'un nouveau genre.

Nous faisons des applications locales des boues le même cas que des topiques du docteur Kemmerer : *boue naturelle* et *bouse naturelle*, se valent au point de vue de leur efficacité thérapeutique dans les applications locales.

La seule différence que nous ferions, c'est que l'un de ces denx cataplasmes serait plus facilement accepté l'un que l'autre. Et encore, cela dépend-t-il des goûts ?

Il nous paraît inutile d'entrer dans les considérations techniques qui nous font rejeter les applications locales, mais nous pensons que loin d'être utiles dans les arthrites rhumatismales ou autres, elles font courir aux malades le risque d'une poussée aiguë, conséquence à peu près forcée, à notre avis, d'une application exclusivement locale faite à une température très élevée.

On aura beau faire, on aura beau inventer et construire les appareils les plus ingénieux, chanter sur tous les modes les louanges des applications locales, on ne parviendra jamais à détruire la traditionnelle pratique du bain de boues : l'expérience est là pour nous apprendre que rien ne peut lui être substitué, au profit, bien entendu, des malades.

Peu nous chaud que la réclame plus ou moins médicale y trouve son compte ou s'y ménage une déception ; nous sommes médecin avant tout, Dacquois ensuite, et ce double titre nous obligerait, quand même nous n'y serions pas porté par d'autres motifs tout aussi respectables, à protester contre une innovation que nous considérons comme absolument inutile, pour ne pas dire autre chose.

# EAUX HYPERTHERMALES

## Sources — Analyse

Les sources thermales qui ont donné leur nom à la ville sont très nombreuses et aussi remarquables par le degré élevé de leur température que par l'abondance de leur débit. Leur mérite était, comme nous l'avons déjà vu, connu et apprécié à l'époque de la domination romaine, et nous en trouvons la preuve dans le passage suivant emprunté à Pline (1) : « *Emicant benigne passimque in plurimis terris,* « *alibi frigidæ, alibi calidæ, alibi junctæ, sicut in* « *Tarbellis, Aquitanica gente, et in Pyrenæis* « *montibus, tenui intervallo discernente.* » — « *Çà et là, jaillissent, dans plusieurs pays, des eaux bienfaisantes, ici froides, là chaudes, ailleurs de ces deux genres, ainsi qu'on le voit chez les Tarbelles, peuple d'Aquitaine, et non loin de là, dans les montagnes des Pyrénées.* »

Situées sur la rive gauche de l'Adour, les sources thermales émergent d'une fissure dont la direction va du N. E. au S. O. Aux points extrêmes de cette ligne, se trouve au N. E. *Préchacq*, où l'on rencontre des boues et des eaux thermales semblables aux nôtres, tandis qu'au S. O. *Saubusse* constitue le point terminus de la ligne.

(1) Pline. — L. XXXI.

Préchacq se trouvant sur la rive gauche et Saubusse snr la rive droite de l'Adour, celui-ci passe donc en écharpe sur la faille d'émergence des sources ; aussi, en certains endroits, le thermomètre plongé dans l'eau du fleuve indique-t-il la présence de griffons d'eau chaude.

Dax se trouve donc à peu près au milieu de la ligne, car à part les deux petites stations précitées, on ne rencontre aucune autre source thermale exploitée.

L'origine des eaux thermales de Dax est la même pour toutes les sources, et elles viennent assurément de la même nappe d'eau souterraine (1). Quant à leur température elle est également identique et nous verrons plus loin ce qu'il faut penser des théories émises dans le but de faire croire que certains établissements exploitent des sources plus chaudes que leurs concurrents.

Limpides, incolores, inodores, elles sont sans saveur bien définie et onctueuses au toucher ; elles ramènent au bleu le papier de tournesol rougi et font tirer au vert l'infusion bleue de violettes.

(1) « On rencontre à Dax, dit Thore, des sources d'eau « chaude presque partout et dans quelque lieu que l'on creuse, « de deux à huit pieds dans les parties les plus basses, et de « quinze à vingt-cinq pieds dans les parties les plus élevées. « On voit l'eau sourdre dans tous les fossés qui entourent la « ville et les bords de l'Adour fourmillent également de sources, « mais du côté gauche seulement, car la rive droite n'a de « source thermale que celle de Saubusse qui est située à deux « lieues plus bas. » — *Manuscrits Thore.*

Elles émergent d'un terrain tertiaire, et elles ont leur griffon entre quatre et dix mètres de profondeur.

Les sources principales sont :

La source Saint-Pierre (La Buvette) ;

Les sources de la Fontaine chaude ou de la Nèhe ;

La source des Thermes Romains ;

Les sources des Thermes (Le Bastion et Sainte-Marguerite ;

Les sources du Port ;

La source de Séris ;

La Demi-Lune ;

Les sources des Baignots.

1° La *source St-Pierre*. Elle porte aussi le nom de source de « la Buvette. » Elle est située dans les fossés des remparts, et comme son nom l'indique, plus spécialement affectée à l'usage interne. Elle ne mesure au thermomètre Baudin que 36° centigrades. Beaucoup de baigneurs, avant de se plonger dans les piscines de boues minérales qui se trouvent tout à côté, boivent un verre de cette eau qui se recommande, dit-on, par ses propriétés apéritives.

2° La *source de la Fontaine chaude ou de la Nèhe*. (Voir sa description plus loin aux « Curiosités. »

3° La *source des Thermes Romains*.

Alimentent l'Etablissement thermal du même nom.

4° Les *sources des Thermes*. Elles sont au nombre de deux : la source « Ste-Marguerite » et celle du « Bastion. »

Le « Bastion » a été l'objet d'un captage artificiel pour l'alimentation de l'établissement des Thermes. La température et la minéralisation des deux sources sont à peu près identiques aux autres.

Le débit du Bastion varie entre 240,000 et 250,000 litres par vingt-quatre heures.

5° Les *sources du Port*. Elles se composent de huit griffons, émergeant de l'alluvion, à l'extrémité du port, près de l'ancienne piscine à boues dite « Piscine des pauvres. » Ces griffons ont été captés avec soin et l'eau est conduite dans un réservoir couvert d'où elle s'écoule par deux cannelles en fonte. La température de ces sources réunies est, à la sortie des cannelles, de 58° degrés centigrades.

6° La *source Séris*. Cette source alimente les piscines de l'Etablissement du même nom, lequel s'est approprié, en outre, pour l'utiliser en bains et douches, une des sources qui sourdent entre le fleuve et l'allée des Baignots. La température est de 43° centigrades environ.

7° La *Demi-lune*. Cette source est aujourd'hui recouverte par les murs d'un nouveau quai qu'on a établi le long de la promenade des Baignots. Elle sourd directement d'une cassure de la dolomie, comme celles qui ont été découvertes par M. Séris, à quelques mètres de distance (1)

(1) La « *Demi-lune* » est concédée à « l'Etablissement des Baignots. » Celui-ci pourrait fort aisément, *s'il le jugeait*

8° Les *sources des Baignots.*

« L'établissement des Baignots, dit M. Filhol (1) « utilise trois sources ou, pour mieux dire, trois « groupes de sources, savoir :

« 1° *Le groupe de l'Est,* ou groupe de bains de « boues des dames. Ce groupe comprend cinq « sources dont les températures sont comprises « entre **37 et 51** degrés centigrades. La plus « chaude, qui a été récemment découverte (le « captage remonte à deux ans seulement), est « amenée par une canalisation souterraine directe « de son bassin de captage dans les piscines qui « sont situées à côté des piscines à boues.

« 2° *Le groupe du Pavillon* ou du centre comprend « deux sources distinctes à leur point d'émergence « qu'on réunit dans un même réservoir. Le débit de « ces sources réunies est d'environ 70,000 litres « par jour. Leur température est de **61** degrés « centigrades au griffon.

« *Le groupe du Manège* ou de l'ouest comprend « trois sources distinctes. La principale débite au « moins 100,000 litres par jour et à une température

*utile ou profitable à ses malades* dégager la source et construire en ce lieu un « générateur des boues » qu'il ornerait d'une belle plaque de marbre pour apprendre aux passants que les seules boues médicinales sont celles de la « *demi-lune !!!* »

La « Demi-lune » ferait alors le pendant du « trou des Pauvres. » Les malades y gagneraient-ils ? Nous en doutons.

(1) Loc. cit.

« de 61 degrés au griffon. Les deux autres « alimentent les bains de boues des hommes. Leur « débit est de 40,000 litres par jour au moins.

« Mes recherches ont porté sur l'eau de la source « la plus chaude. J'ai d'ailleurs constaté que les « éléments minéralisateurs contenus dans les autres « sources sont exactement les mêmes.

« Je crois inutile de rapporter ici la série des « opérations que j'ai dû exécuter pour bien établir « la composition de cette eau minérale, car elle ne « présente aucune particularité de nature à mériter « l'attention de l'Académie. Je me contenterai de « dire que je me suis conformé aux indications « données dans les Traités d'analyses les plus « récents et les plus recommandables.

» Un litre d'eau a donné :

| | |
|---|---|
| Chlorure de sodium | 0 gr. 2860 |
| Bromure | Traces |
| Iodure | Traces |
| Fluorure de calcium | Traces |
| Sulfate de potasse | 0 gr. 0240 |
| — de soude | 0 1869 |
| — de chaux | 0 1880 |
| Carbonate de chaux | 0 2314 |
| — de magnésie | 0 1022 |
| — de protoxyde de fer | 0 0016 |
| — de manganèse | Traces |
| — de lithine | Traces |

| | |
|---|---|
| Carbonate de baryte. . . . . . . . . . . . . | Traces |
| — de strontiane. . . . . . . . . . . | Traces |
| Phosphate de chaux. . . . . . . . . . . . | Traces |
| Matière organique. . . . . . . . . . . . . | Traces |
| Silice. . . . . . . . . . . . . . . . . . . . | 0 gr. 0240 |
| Acide carbonique libre . . . . . . . . . . | 0 - 0500 |
| Cuivre . . . . . . . . . . . . . . . . . . . | Traces |
| Arsenic . . . . . . . . . . . . . . . . . . | Traces |
| Antimoine . . . . . . . . . . . . . . . . . | Traces |

« L'analyse spectrale décèle en outre dans cette eau des traces de rubidium et de zinc (1).

Ainsi qu'on vient de le voir par l'analyse chimique, l'eau thermale de Dax appartient à la classe des Eaux sulfatées mixtes (sodico-calcico-magnésiennes) au même titre que Néris, Plombières, Luxeuil, Chaudesaigues, Aix (en Provence), Ussat, Mont-Dore, Evaux, St-Christau, Evian, etc., etc.

Certains auteurs, n'envisageant que la faible minéralisation de ces eaux, les ont rangées parmi les eaux dites inermes (Gubler), amétallites (Rotureau), indéterminées (Durand-Fardel), oligo-métalliques (Campardon), indifférentes, etc., toutes expressions

(1) Dans une communication faite à la Société de Borda, le 4 avril 1878, M. Landry, pharmacien à Dax, annonça qu'il avait constaté dans la Fontaine chaude la présence de la lithine et du fluor.

La lithine y avait déjà été précédemment signalée par M. F. Coudanne, pharmacien à Dax.

qui doivent être rejetées, car elles laisseraient supposer que leur action peut être mise en doute.

Or, la clinique de ces différentes stations sert de preuve suffisante pour établir leur efficacité dans certains cas déterminés.

Ces eaux sont presque toutes hyperthermales : Chaudesaigues, 88° centigrades ; Plombières, de 40 à 70 ; Néris, 52. D'autres sont simplement thermales : Aix, de 20° à 36° ; Ussat, de 31° à 36°, et enfin Evian et St-Christau sont froides.

Il est peu, ou plutôt il n'est pas de station où le débit des sources soit aussi considérable qu'à Dax, car les griffons de notre station donnent ensemble de *quinze à dix-huit millions de litres* par vingt-quatre heures.

La majeure partie de cette eau n'est pas employée et va se perdre dans l'Adour.

Frappés de ce fait, MM. Lafarie et Gassanné ont conçu un projet d'utilisation des eaux chaudes, dont la réalisation permettrait de distribuer de l'eau dans toute la ville (1). Nous espérons que tôt ou tard, ces idées seront appliquées et qu'on ne laissera plus perdre, sans en profiter, *plus d'un million de calories par jour* !!!

(1) Voir à ce sujet une très intéressante brochure. « Alimentation de la ville de Dax par les eaux chaudes et les eaux froides. » Dax : Campion, imprimeur. 1881.

Quand on pense que pour les produire, il faudrait brûler journellement 37,000 kilos de bois sec ou pour 390 francs, au moins, de houille !!!!!

Des esprits inventifs, les mêmes qui ont découvert que telles ou telles piscines à boues exposées au soleil avaient seules des propriétés médicinales, voudraient faire croire que certains établissements exploitent des sources plus chaudes que celles de leurs voisins.

C'est ainsi que pour les Baignots notamment, on a écrit que « les sources de l'Etablissement étaient très exposées à des infiltrations d'eau froide et qu'elles ne marquaient au thermomètre que 45° à 53°. »

Nous ne perdrons pas notre temps à discuter la valeur de ces affirmations lancées à la légère : mais nous voulons néanmoins prouver à nos détracteurs que la température des sources des Baignots a toujours été à peu près la même, et qu'aujourd'hui elles ont le même degré qu'au siècle dernier.

Voici en effet, ce que nous lisons dans un ouvrage sur les eaux minérales publié en 1765. (1)

« Il y a, soit dans la ville de Dax soit aux environs

(1) Carrère. — Catalogue raisonné des ouvrages qui ont été publiés sur les eaux minérales en général et sur celles de la France en particulier. — Paris, M. DCC. LXXXV.

« un grand nombre d'eaux thermales parmi lesquelles « on en distingue quatre qui sont situées dans la « paroisse de Saint-Vincent-de-Xaintes, au dehors « et à l'ouest de la ville, dont elles ne sont séparées « que par une allée d'ormeaux. Une de ces sources « sert à l'usage intérieur ; les autres trois fournis- « sent aux bains appelés *Baignots* ; ils sont distin- « gués en *Grand Bain*, en *Petit Bain* et en *Bain* « *Lavatoire.* »

Et voici, tel qu'il se trouve dans l'ouvrage précité, le tableau des températures des différentes sources à cette époque. Sa lecture fera justice des assertions erronées de certains auteurs.

Les degrés étant exprimés en Réaumur, ont été convertis en centigrades.

| NOMS DES LIEUX | NOMS DES SOURCES ET BAINS | Température des sources et bains — Degrés Réaumur | Conversion des degrés Réaumur en degrés centigrades | Température de l'Atmosphère | NOMS DES OBSERVATEURS |
|---|---|---|---|---|---|
| Dax, dans les Landes, en Gascogne. | I. Source qui est dans ville. | 50 | 62°5 | | M. Massie. |
| | | de 56 à 59 | 70° à 73°75 | | M. Dufau (à Dax). |
| | A la bouche de la source après avoir vidé le Bassin. | 56 | 70° | | M. de Scondat. |
| | A la surface de l'Eau dans le bassin. | 49 | 61°25 | | |
| | II. Source du *grand bain* | 40 | 50° | | M. Massie. |
| | Dans ce bain. | 32 | 40° | | |
| | Boues de ce bain. | 41 | 51°25 | | M. Dufau (à Dax). |
| | III. Sources du *Bain Lavatoire*. | 38 | 47°50 | | M. Massie. |
| | Première source. | 21 | 26°25 | 6 | M. Dufau (à Dax). |
| | Seconde source. | 56 | 70° | 6 | |
| | IV. Source du *petit bain* | 28 | 35° | 6 | |
| | | 30 | 37°50 | | M. Massie. |
| | V. Source pour la boisson | 28 | 35° | 6 | M. Dufau (à Dax). |

Qu'on compare les températures de ce tableau avec celles que M. Filhol donne des sources des Baignots, et on verra que les différences sont bien légères.

De ce que les sources de Dax aient toutes une origine commune, il ne s'ensuit pas qu'elles doivent toutes accuser le même degré à l'échelle thermométrique. Beaucoup d'entre elles en effet ne sont pas captées ou le sont imparfaitement ; dans ces conditions, les griffons ne sont pas isolés et demeurent exposés aux infiltrations du voisinage qui abaissent leur température native.

Mais que peuvent bien signifier ces prétentions enfantines à exploiter des sources plus ou moins chaudes ? Que l'eau thermale ait 60° ou 70° degrés, peu nous importe : ce sont là en effet des températures que le corps ne peut supporter dans un bain, et quant à nous, nous nous garderions bien de nous plonger dans une piscine à 50° centigrades. Nous aimons en outre à penser que ceux qui paraissent si orgueilleux des 59° degrés de leurs griffons, n'engagent pas les malades qui fréquentent leurs sources, à supporter cette température...

Nous plaindrions fort les malheureux rhumatisants !!! dont la cure serait prestement réglée !!...

Quant au débit de certaines sources et en particulier à celui du groupe des Baignots, il n'a pas eu plus de chance que la température car « *les chiffres donnés par M. le docteur Raillard ne concordent pas, parait-il, avec ceux que l'on trouve dans certaines monographies sur la station* !!!

Qu'importe encore cette question? et peut-on citer un établissement de la station qui ait quelquefois manqué d'eau pour son service balnéaire ? Outre que nous maintenons l'évaluation faite par M. le docteur Raillard, nous apprendrons aux « *vérificateurs du débit* » que ce n'est pas l'eau qui manque aux établissements : ce sont plutôt les malades qui leur font souvent défaut.

Quoique nous soyons très sceptique à l'endroit de l'action thérapeutique des algues que l'on rencontre soit dans les boues, soit dans les eaux, nous croyons toutefois, en raison des travaux intéressants dont elles ont été l'objet, devoir en dire quelques mots.

Les conferves qui vivent dans l'eau thermale de Dax sont très nombreuses, et déjà en 1750, l'éminent physicien de Secondat les signalait en ces termes (1).

« La plante qui croît au fond du bassin de la « Fontaine chaude et à la surface des murailles « n'est point fort commune, puisqu'elle se plait « dans un degré de chaleur aussi fort. Je l'ai

(1) DE SECONDAT. — Observation de physique et d'histoire naturelle sur les eaux minérales de Dax, de Bagnères et de Barèges. — 1750.

« trouvée depuis dans les sources les plus chaudes « de Bagnères, telles que la fontaine de la Reine, « le bain des Pauvres, la source nouvelle. On « pourrait la nommer *fucus thermalis substantia* « *vesiculari superficie reticulari.* J'ai appris par une « lettre de M. Hill, un des plus savants naturalistes « de ce siècle, datée du 10 août 1748, que la même « plante croît dans les eaux célèbres de Bath, en « Angleterre, et seulement dans les endroits de ces « bains où la chaleur est la plus grande, et qu'il la « conservait alors depuis cinq ans, dans ses « collections, sous le nom de *Tremella reticulata.* »

Les algues de nos différentes sources ont été depuis quelque temps étudiées d'une façon très-suivie par MM. Jules Thore et Serres. Nous savons par eux que le feutrage vert appelé par les auteurs anciens *Anabaina thermalis*, contient un grand nombre d'espèces différentes dont plusieurs sont peut-être inconnues. Ils ont également trouvé dans la Fontaine chaude un mucus tout particulier, ressemblant à la barégine et renfermant comme elle des myriades d'êtres vivants visibles au microscope, bâtonnets, bactéries, vibrions, monades, etc.

Ils ont enfin reconnu la présence de quelques rares diatomées appartenant à l'espèce des navicules.

Ces études intéressantes ont été activement poursuivies par M. Thore qui a bien voulu nous communiquer les notes suivantes que nous extrayons de notre mémoire à la Société d'Hydrologie.

I. *Algues de toutes les sources* de Dax, d'une température *supérieure à 50° centigrades*, et notamment de la *grande source de la Nèhe* (fontaine chaude) qui mesure 64° centigrades au griffon, et qui se trouvent aussi dans le bassin de Néris.

Dans le feutrage qui tapisse le fond et les côtés de ces différentes sources de Dax, on rencontre cinq formes diverses, M. Thore n'ose pas dire que ce soient cinq espèces d'algues ; ce sont, pour lui, peut-être cinq formes évolutives de la même espèce ; peut-être, pour quelques-unes de ces formes, des parties différentes d'une même plante.

Voici, d'après M. Thore, la description de ces cinq formes observées par lui à l'aide d'un objectif d'un quatorzième de pouce à immersion de Nachet et d'un seizième de pouce à immersion de Prasmowscki :

1° *Forme A*. Tubes cylindriques cloisonnés ; cloisons plus longues que larges ; protoplasma verdâtre et granuleux ; diamètre $4^m$.

2° *Forme B*. Tubes cylindriques cloisonnés, cloisons généralement plus longues que larges, mais difficiles à bien voir ; protoplasma vert ; diamètre $1^m$, dépasse rarement $2^m$.

3° *Forme C*. Cellules disposées linéairement, lignes courbes ou droites. Cellules ellipsoïdales et jointes bout à bout. Protoplasma vert, granuleux. Diamètre $4^m$ environ.

4° *Forme D.* Leptothrix. Filaments hyalins, non cloisonnés ? dimensions variables, se perdant vers les limites de la visibilité microscopique et atteignant au maximum de $1^m$ de diamètre.

5° *Forme E.* Batonnets. Bactéries ou bactéridies, quelquefois cloisonnés ? passant aux vibrions. Diamètre $1^m$ de largeur, longueur variable, tous hyalins.

Les cinq formes ci-dessus sont toutes enchevêtrées dans une glaire amorphe qui a reçu le nom de *Daxine* (Marchand), et sont par conséquent immobiles. Pas la moindre différence sensible entre les formes de Dax et de Néris. Dans cette dernière station on rencontre comme à Dax, les cinq formes A, B, C, D, E.

II. *Algues des sources au-dessous de 50° centigrades.* Dans les sources de Dax au-dessous de 50°, on voit apparaître une forme nouvelle, F, algue d'un beau bleu verdâtre, à protoplasma fortement granuleux, cloisons plus courtes que larges, quoique peu apparentes, mais ayant chacune un nucléus. Ces algues ont de plus un mouvement de translation et de rotation rapides, ce dernier de gauche à droite. Leur diamètre est constant, et toujours de $6^m$.

Nous devons ajouter que les dimensions données pour les algues de Néris par M. de Laurès ne sont pas les mêmes que celles mentionnées ci-dessus.

Ces dimensions ont-elles changé, ou M. de Laurès ne s'est-il pas trompé en les mesurant avec des instruments imparfaits ?

## ACTION PHYSIOLOGIQUE ET THÉRAPEUTIQUE DE L'EAU DE DAX

L'eau hyperthermale de Dax est utilisée :

1° *A l'intérieur :* En Boisson.

2° *A l'extérieur :* En bains et douches ; à l'état de vapeurs naturelles dans des étuves.

*Action de l'eau à l'intérieur.* — A l'intérieur, elle est employée de temps immémorial. Dans son ouvrage paru en 1759, le Dr Dufau (1) nous dit que : « Les « eaux de Dax prises à l'intérieur à jeun, constituent « un remède assez efficace pour rétablir l'estomac « affaibli et forcé, pour ainsi dire, par des excès « fréquents ; il faut, dans ce cas, en faire sa boisson « ordinaire, et, outre cela, en prendre le matin « quelques verrées bien chaudes. »

En 1765, Carrère (2) nous apprend que « l'une des

(1) DUFAU. — Observations sur les eaux thermales de d'Acqs par Dufau, docteur en médecine, membre de l'Académie de Bordeaux, conseiller, médecin ordinaire du roi. — MDCCLIX.

(2) CARRÈRE. — Loc. cit.

« sources des Baignots *servait exclusivement à* « *l'usage interne.* » Ces habitudes se sont conservées et un grand nombre d'habitants de notre localité ne pourraient « commencer la journée » sans avoir absorbé à jeun leur verre d'eau chaude légèrement sucrée et additionnée de quelques gouttes d'eau-de-vie. C'est un spectacle curieux que de voir, le matin, dès l'aube, les buveurs et principalement les buveuses indigènes ingérer religieusement sur les marches de la fontaine de la Nèhe leur ou leurs verres d'eau chaude; car beaucoup s'imaginent que plus grande sera la quantité du liquide absorbée, meilleur sera le résultat : est-il besoin d'ajouter que ce dernier se traduit le plus souvent par une véritable indigestion ?

Les Dacquois sont très fiers, et à juste titre, de leur belle source chaude ; mais ils nous semblent en exagérer considérablement les propriétés. Les bonnes femmes, les donneuses de conseils (et notre pays en est largement doté) la mettent à toutes les sauces et en font une véritable panacée : pas de bons cataplasmes, pas de bains de pieds efficaces, pas de clystères heureux, sans l'eau de la fontaine chaude ; c'est même à elle, ajoutent certains, que nous devons d'avoir été préservés du choléra !!!

Aussi n'a-t-on, croyons-nous, jamais autant bu d'eau chaude que durant la dernière épidémie et beaucoup de citadins vivent dans la conviction enracinée que le microbe, l'infâme microbe cholérigène, n'osera jamais se montrer à Dax !!!

Il ne nous appartient pas, pour le moment, de discuter la propriété anti-microbienne des eaux de Dax ; mais tout en reconnaissant que les différentes épidémies qui ont affligé notre contrée, ont d'une façon très évidente épargné la ville, et cela pour des causes difficiles à déterminer, nous reconnaîtrons que les Dacquois sont en général, au point de vue de leurs eaux, un peu *Marseillais* ; ce n'est pas là un reproche que nous leur adressons : ils sont *Méridionaux*, c'est leur excuse.

Mais arrivons à l'action de l'eau de Dax, prise à l'intérieur.

M. le professeur Bouchard a fait remarquer avec raison qu'il n'est pas indifférent de faire prendre aux malades de l'eau froide ou des boissons chaudes. Lorsqu'on veut produire une prompte élimination du liquide, il faut s'adresser à l'eau froide. Inversement, quand on veut faire séjourner l'eau dans les tissus, afin de lui permettre de s'imprégner des déchets non utilisés, il vaut mieux donner des boissons chaudes qui sont bien tolérées par l'organisme.

Notre eau, quand elle est absorbée abondamment, passe dans le torrent circulatoire, pénètre tout l'organisme, irrigue les tissus et entraîne en les dissolvant les déchets organiques et les éléments morbides qui ne peuvent plus servir aux combustions ; ajoutons que la haute thermalité de ces eaux rend leur pouvoir dissolvant beaucoup plus puissant. C'est donc un lavage, un drainage, une véritable lessive de l'organisme qui se traduit chez la plupart des rhumatisants et des goutteux par l'élimination de sable urique, souvent même par des petits graviers. Ce fait d'observation est des plus communs et il ne se passe de jour que les médecins des établissements thermaux ne soient appelés à le constater.

Indépendamment de cet effet purement *mécanique* et uniquement dû à l'augmentation de la pression intra-circulatoire, l'eau absorbée semble activer, dans une certaine mesure, les combustions intestitielles, et favoriser la production de l'urée aux dépens de l'acide urique : les expériences que nous avons entreprises dans ce sens sembleraient le démontrer ; mais elles sont encore trop peu nombreuses pour que nous osions affirmer le fait.

Ces différents effets, sont, on le comprendra aisément, subordonnés à la quantité d'eau ingérée.

Sans action bien appréciable à dose moyenne (250 à 500 grammes), elle devient diurétique à dose plus élevée (500 à 1,000 grammes), tandis qu'à forte dose (1,000, 1,500 grammes et au-delà), elle est sudorifique et laxative, quelquefois éméto-catharctique.

C'est en général à la dose de 500 grammes à

1,000 grammes (par quantités fractionnées) que nous en conseillons l'usage à nos malades, et voici, d'une façon succincte, les effets obtenus en pareil cas.

Stimulation générale des fonctions digestives ; l'appétit est excité et la digestion se fait plus rapide et plus complète.

Modification rapide de la secrétion urinaire au point de vue de la qualité et de la quantité (les urines deviennent d'un jaune clair, limpides et leur quantité en est accrue).

Précipitation sédimenteuse (urique ou phosphatique).

Elimination de substances organiques (urée, acide urique). Si l'on augmente la dose et si on dépasse 1,500 grammes, l'action de l'eau se traduit par des effets sur les organes du bassin ; il s'ensuit dans l'intestin un gargouillement suivi d'évacuations liquides plus ou moins abondantes, et sans la moindre sensation douloureuse.

Nous devons également noter que la secrétion biliaire est activée ; la couleur des selles en est la meilleure des preuves. Si on ingère une très grande quantité d'eau, les effets, de laxatifs qu'ils étaient, deviennent franchement purgatifs, par véritable indigestion ; en outre à dose élevée, ils occasionnent, comme nous l'avons déjà dit, des vomissements.

Nous recommandons en général à nos malades d'absorber dans la journée de 500 à 1000 et 1500 grammes d'eau thermale. Notre but, en effet, étant de faire parvenir dans le sang une grande quantité de liquide afin d'y provoquer des modifications matérielles et d'influencer la nutrition, la résorption, les sécrétions et les excrétions, nous pensons que ces doses sont les mieux appropriées, d'autant mieux qu'administrées à doses fractionnées, de deux en deux heures par exemple, elles sont très facilement tolérées par l'estomac. Par quel procédé s'opère cette modification, et en outre de l'effet *mécanique,* n'y aurait-il pas une sorte d'action *élective* de l'eau sur les muqueuses ?

Quoique l'eau thermale de Dax soit peu minéralisée, nous pensons néanmoins qu'on doit tenir compte des principes qu'elle contient, et nous estimons qu'une bonne part d'action dans les effets thérapeutiques obtenus doit leur être attribuée.

N'est-elle pas en effet plus riche que *Contréxeville, Vittel, Evian* qui sont, elles, moins minéralisées que la plupart des eaux potables et qui, malgré cette infériorité minérale, ont acquis une grande réputation dans le traitement de certaines affections rénales ou vésicales ?

Dans ces diverses stations, il est vrai, et à Contréxeville notamment, c'est en gorgeant les goutteux de verres d'eau qu'on arrive à leur faire éliminer soit du sable, soit des graviers, Qu'on ajoute à ce traitement interne, de l'exercice, des promenades à pied, un régime alimentaire spécial et quelques bains, dans le but de faire fonctionner la peau, on aura bien vite la clef des cures qu'on y fait avec succès contre la goutte.

Nous ne prétendons pas que Dax, en tant que traitement interne, soit supérieur ou préférable aux stations à la mode pour la goutte viscérale, mais nous affirmons que l'usage de ses eaux méthodiquement administrées, doit rendre les mêmes services et produire les mêmes résultats cliniques, surtout chez les goutteux et les néphrétiques qui doivent, en règle générale, *éviter des eaux énergiques et fortement minéralisées.* A ce titre, et nous basant sur de nombreuses observations dont nous avons été les témoins, nous estimons qu'une cure faite auprès de nos sources, ne peut qu'être favorable aux goutteux lithiasiques ou à ceux qui ont certaines affections des voies urinaires.

A ceux qui voudraient approfondir le mode *intime* d'action des eaux et dégager le mystérieux dont la question est entourée, nous livrons les quelques lignes suivantes dûes à la plume d'un de nos plus savants hydrologues.

Dans sa monographie « *De l'action reconstituante des eaux de Vichy* (1) », M. le docteur *Durand-Fardel* s'exprime ainsi :

(1) Paris. — 1881.

« Nous sommes obligés d'admettre que les eaux « minérales, considérées dans leur intégrité, c'est-« à-dire au plus près de leur formation et à leur « issue même du sol, possèdent des qualités que « nous ne sommes pas encore parvenus à « déterminer. *Il y a là une inconnue au sujet de « laquelle il faut savoir prendre son parti*, et dont « l'existence du reste n'est pas pour nous surprendre « plus que tant d'autres problèmes de la thérapeu-« tique...

« Savons-nous pourquoi le quinquina est « reconstituant? Pourquoi les eaux chlorurées « sodiques sont d'autant plus reconstituantes des « scrofuleux qu'elles renferment davantage de « chlorure de sodium? Savons-nous seulement quel « est au juste le mode d'action reconstituante du « fer? car ce n'est qu'une explication incomplète de « l'attribuer à l'introduction d'un principe déficient « du sang, alors que l'alimentation en introduit plus « qu'il n'en faudrait, s'il était régulièrement « assimilé. »

Comme on le voit, pour l'eau de Vichy comme pour les eaux minérales en général, le problème est loin d'être résolu pour le physiologiste : il l'est pour le clinicien, et nous estimons que cela suffit.

2° *Action de l'eau thermale de Dax à l'extérieur.*

1° En Bains :

En bains, les effets de l'eau thermale de Dax sont

subordonnés à la température et à la durée d'application.

Suivant le degré elles sont tantôt sédatives (de 33° à 36° centigrades), tantôt excitantes, révulsives (40°) et même rubéfiantes (45° et au-delà) ; leur action est celle de toutes les eaux thermales dites indéterminées énumérées plus haut.

« C'est aux applications variées de la température « dit le docteur Candellé (1), que l'on doit rapporter « la majeure partie de leurs effets. Quelques-unes « comme Evian, ne permettent aucune explication « satisfaisante de leurs effets tirés de leur compo- « sition. Cependant on les voit produire de bons « résultats, soit en boisson, soit en bains. Dans ce « dernier cas, la quantité de liquide ingéré aide à « la diurèse et produit un lavage des organes de « l'uropoïèse plus efficacement que l'eau ordinaire ; « elles sont aussi d'une plus facile digestibilité. Les « faits cliniques acquis, ceux qui se présentent « encore tous les jours servent de preuves suffisan- « tes. On ne retrouve ici aucun des phénomènes « de l'excitation observés à divers degrés dans « l'emploi des eaux riches en principes minéraux. « Tantôt l'effet est sédatif, abstraction faite de la « température et de ses qualités excitantes ; c'est « ainsi que les bains usités dans ces stations sont

(2) Candellé. — Manuel pratique de médecine thermale.

« particulièrement favorables aux névropathes et en « général à tous les malades chez lesquels la sédation « est indiquée ; tantôt elles ont un pouvoir révulsif « et tonique général qui s'exerce sur la peau et sur « l'ensemble de la constitution que l'on modifie « selon la durée, le degré de la chaleur et qui n'a « rien ou presque rien d'emprunté aux éléments « minéralisateurs ; mais il existe dans plusieurs « de ces sources des principes, tel que l'arsenic, la « lithine, qui, quoiqu'à petites doses, servent sans « doute à rendre leur action plus complexe. Main- « tenant qu'il est démontré par les recherches à « l'aide du spectroscope que bien d'autres métaux « encore se mélangent aux précédents dans la « constitution d'une foule d'eaux, le problème devient « encore plus compliqué, mais non au point que les « quantités infinitésimales que l'on trouve aient une « influence assez grande pour changer totalement « la manière d'interpréter les résultats. »

Nous n'insisterons pas sur les effets des bains de Dax pris à température *neutre*, *indifférente*, c'est-à-dire de 33° à 36° centigrades ; ils sont les mêmes que dans toutes les stations à eaux peu minéralisées, et ils se traduisent par la *sédation*. Il n'en sera pas de même si les bains sont donnés à une température plus élevée ; dans ces conditions, ils pourraient, jusqu'à un certain point, remplacer les bains de boues pour le traitement des affections rhumatismales : c'est le traitement dit, par les bains à *température croissante.*

Cette méthode, qui donna de si bons résultats au professeur Lasègue et qu'il recommandait comme très pratique à ses élèves, est des plus simples : prendre un bain tous les deux jours, y rester de dix à vingt minutes au plus, et pendant ce temps avoir fait monter la température de l'eau autant et *plus même* que la sensibilité du malade le permet. Maximum : 46° centigrades. Le bain sera continuellement agité par une personne laquelle se chargera en outre de régler le débit de l'eau chaude et surtout d'exhorter le malade à endurer *encore un peu d'eau.*

Le professeur Lasègue ajoutait que pour lui, le point essentiel dans l'action d'un bain *était le degré de température de ce bain.* Il ne tenait qu'un compte médiocre de la minéralisation plus ou moins riche des eaux employées en bains, et il partageait à cet égard les idées de Niemeyer et de Gerdy qui prétendaient que dans les rhumatisme il s'agissait moins de prendre des bains de telle ou telle solution saline que de prendre des bains chauds.

A température élevée, les effets physiologiques du bain thermal sont à peu près les mêmes que ceux observés dans les bains de boues, avec cette différence que le séjour dans l'eau thermale pure est plus difficile que dans le bain de boues. Quant aux effets thérapeutiques, nous devons déclarer qu'ils sont plus rapidement et plus sûrement obtenus par la cure des boues.

Jusqu'à l'heure le bain d'eau thermale a été fort négligé dans notre station au profit du bain de boues qui constitue la base de la cure de Dax ; c'est un tort, croyons-nous, et sans vouloir enlever à la boue aucune des qualités thérapeutiques dont elle jouit, à juste titre du reste, nous estimons que dans certains cas, on aurait tout avantage à prescrire des bains minéraux soit tempérés, soit à température croissante, comme nous venons de l'indiquer.

N'est-ce pas là la pratique de Néris, de Plombières qui exploitent des eaux moins minéralisées que les nôtres et qui ont en outre sur nous ce désavantage de n'avoir pour seule ressource que leur eau thermale ?

Et qui oserait prétendre qu'à Dax, nous n'obtiendrions pas avec cet agent les mêmes résultats que dans ces stations ?

2° En douches :

Il nous parait inutile d'entrer dans des considérations détaillées au sujet de l'effet par nos douches ; ils ne diffèrent en rien de ceux obtenus ailleurs par l'emploi de cet agent, et ils sont subordonnés à la température de l'eau, à sa chute, etc., etc.

Nous employons généralement pour les rhumatisants *la douche en pluie et la douche en jet ou en colonne, à lance mobile.*

La durée de la douche en pluie est plus longue que la douche en jet, 5 à 10", générale et localisée, sans pression, sur les jointures atteintes. Au moyen d'un appareil spécial, nous évitons, quand nous le jugeons utile, la percussion de l'eau sur l'article malade : (1) la douche agit alors plus par le contact que par le choc. Les douches sont généralement données chaudes, de 40° à 47° ; la température de l'eau froide est de 14°.

---

# ETUVES HUMIDES

Dans l'ouvrage qu'il publia sur Dax, en 1759, le docteur Dufau écrivait : « Le souvenir des étuves « naturelles que j'ai remarquées dans le royaume « de Naples et les effets admirables que j'ai vu « opérer à ces sortes de bains vaporeux m'avaient « fait souhaiter qu'on voulut profiter de cette « commodité pour en construire un dans la ville de « Dax à peu près dans ce goût qui imiterait ces « étuves ou qui pourrait en tenir lieu. »

(1) Cette précaution nous parait très utile, car chez certains goutteux, il suffit d'une percussion légère sur un article en période subaigüe pour déterminer une crise aiguë.

Ces idées du docteur Dufau sont depuis longtemps réalisées et l'établissement des Baignots possède *trois étuves naturelles* qui peuvent rivaliser avec les plus connues.

*Bâties sur les sources mêmes, elles reçoivent directement sous leur voûte les vapeurs qui se degagent des griffons :* dans chacune d'elles, se trouvent un lit quadrillé placé sur l'ouverture d'accès des vapeurs thermales et des appareils pour douches en pluie et en lance à eau minérale chaude, tempérée et froide : il existe également un petit récipient dans lequel on peut à volonté faire arriver l'eau froide pour s'ablutionner la face, pendant l'opération.

Ces étuves naturelles constituent un agent thérapeutique très précieux dans certaines affections, et les résultats qu'elles donnent sont des plus remarquables.

La première des indications à observer dans le traitement du rhumatisme et surtout de la goutte étant de faire fonctionner d'une façon très active l'enveloppe cutanée, de façon à lui permettre d'éliminer les produits dont la rétention entretient le mal, nous estimons que la cure par les bains d'étuve doit, dans certains cas particuliers, être préférée au bain de boues.

La peau des arthritiques étant en général sèche, rugueuse, furfuracée, c'est au rétablissement ou à la régularisation de ses fonctions qu'il faut s'adresser.

Grâce aux sudations, le fonctionnement des nombreuses glandes sudoripares plongées dans le tissu qui la double est animé ; les excrétions épidermoïdales sont activées, et une voie nouvelle est ainsi ouverte aux principes morbides enfermés dans l'économie.

Quant aux effets physiologiques produits par le bain de vapeurs humides, les voici tels qu'ils sont décrits, après expérience personnelle, par le docteur Krishaber (1). Ce médecin s'était soumis à un traitement par les bains de vapeurs et en avait profité pour étudier les effets immédiats des milieux ambiants à température très élevée. Il s'agissait de savoir comment se comportent la température du corps, la circulation et la respiration pendant le séjour dans l'étuve et quelle est la relation entre la température ambiante et les phénomènes provoqués. Cette relation, facile à obtenir dans l'étuve sèche, ne le fut pas autant dans l'étuve humide, la densité de la vapeur étant restée inconnue.

« A 6 h. 10, le docteur Krishaber entra dans
« l'étuve humide qui est d'abord à 40° puis à 45°. *Il*
« *y resta 40 minutes.*

« A 6 h. 35, température axillaire 39° 2. A 6 h. 40,

(1) Des effets physiologiques des bains d'étuve. — Gazette des Hôpitaux, 1879.

« température axillaire 39° 6. Pouls 170. A 6 h. 45, « temp. 40°. A 6 h. 48, temp. 40° 1. Pouls 185. A « 6 h. 50, temp. 40° 2. Pouls incomptable. Sortie de « l'étuve à vapeur : nausée, céphalée. Douche tiède « de 30° pendant 2 minutes suivie immédiatement « d'une douche de 22° et finalement d'une douche « de 16°. A 7 h. 30, temp. axillaire 39° 9. A ce « moment, la céphalée a disparu, soif ardente. »

Nous devons faire remarquer que ces observations sont le résultat d'une *expérience*, et que la durée du bain de vapeurs, en la circonstance, a été plus longue qu'elle ne l'est ordinairement. Aussi, ne peut-on faire une comparaison bien exacte avec ces résultats physiologiques expérimentalement obtenus et ceux que nous constatons chez les malades que nous soumettons à ce mode de traitement.

Les phénomènes constatés dans le séjour des étuves humides sont les suivants. L'entrée dans la salle de vapeurs est généralement accompagnée d'une impression fort désagréable : la chaleur envahissant les fosses nasales, un sentiment de picotement saisissant les paupières, la bouche et le pharynx, la respiration devient anxieuse; *le malade craint d'étouffer*. Mais cette sensation n'est que passagère et dure à peine une à deux minutes. Au bout de ce temps, la peau commence à se couvrir d'une légère humidité qui n'est que le résultat de la condensation sur la surface du corps de la vapeur ambiante. Bientôt la peau se ramollit, se gonfle, les extrémités des tubes sudorifères s'entr'ouvrent et une légère transpiration s'établit. Le pouls s'accélère et devient plus plein ; la respiration est fréquente, haute, ample, sans être cependant gênée ; la peau rougit, s'échauffe, et une sensation de fatigue générale, de quiétude et de bien-être s'empare de tout l'être avec une légère propension au sommeil. Peu à peu, la chaleur de la peau augmentant, une soif vive se déclare ; le malade accuse souvent une sensation de prurit, de cuisson générale. A ce moment, la douche froide est administrée, et, dit le docteur Rapou, « on se sent délassé, calme, rafraîchi, « plus dispos et plus léger. Toutes les fonctions « s'exercent avec plus d'aisance et de régularité ; « il semble qu'il existe plus d'harmonie, et même « l'équilibre le plus parfait entre les divers organes « de l'économie !

Les premières séances dans les salles de vapeurs sont en général de courte durée et se font dans une étuve où la température est très supportable ; ce n'est que peu à peu, et par des degrés successifs, lorsque le malade a bien contracté l'habitude de la chaleur humide, qu'il entre dans une salle à température plus élevée. Son séjour dans l'étuve sera subordonné à la maladie et surtout à l'état de ses forces.

A moins de contre-indications spéciales, nous

faisons suivre le bain de vapeurs d'une douche froide (1). Sans cette application, l'étuve souvent répétée exposerait l'organisme à des causes d'épuisement, car chaque transpiration fait subir au corps une perte qui peut *atteindre jusqu'à 400, 600 et quelquefois 800 grammes.*

Un grand nombre de malades, imbus de ce préjugé qu'il est imprudent de se mettre dans l'eau froide le corps en sueur, ne s'expliquent pas la pratique de la douche froide après le bain de vapeurs et semblent redouter cette opération. Qu'ils sachent donc, ainsi que le disait le savant hygiéniste Bouchardat, que « les affusions, les immersions, « les douches, les lotions froides peuvent être « administrées sans aucun danger, le corps étant « en sueur, pourvu que leur durée ne soit pas trop « longue et ne dépassent pas celle de la réaction « spontanée. Dans ces conditions, non seulement « les applications froides ne sont jamais suivies du « plus léger accident, mais elles présentent des « avantages précieux. » Un premier essai suffit presque toujours à convaincre les plus obstinés.

Parmi les reproches adressés aux bains de vapeurs, il en est un que nous tenons à signaler, car il semble avoir cours dans un certain public. On

(1) C'est à cette pratique qu'on donne le nom de *bain russe, bain maure, bain turc,* etc.

dit que les étuves provoquent des congestions, et même rendent fous les personnes qui en usent.

Evidemment, si on les prenait sans les précautions qu'indique le vulgaire bon sens, si la durée en était fort longue, la température très élevée, et si on ne tenait pas compte des forces du malade, du caractère de la maladie et des contre-indications qu'elle peut offrir à ce mode de traitement, des accidents sérieux pourraient éclater, semblables à ceux que nous avons signalé pour le bain de boues. Mais si on conseille au malade de renouveler fréquemment pendant le bain l'eau froide qui mouille la serviette dont il se couvre la tête, si on l'engage à se tenir couché sur le lit quadrillé, et à s'ablutionner souvent la face avec l'eau fraîche, on évitera tout mécompte. Il n'y a donc pas de danger dans l'emploi de cette méthode de traitement à la condition qu'elle soit surveillée et prudemment administrée ; l'expérience des siècles est là pour en démontrer l'innocuité.

Il ne faudrait pas de là conclure à la facilité de leur application, et en juger par la routine avec laquelle ils sont aujourd'hui employés dans presque toutes les villes, car, dit le docteur Rapou « les « résultats qu'on en obtiendra seront très différents « suivant que l'usage en sera dirigé par un médecin « qui en aura fait le sujet de ses méditations, ou par « un autre qui, ne s'étant jamais occupé de l'étude « des vapeurs les prescrirait sans distinction, et

« quelquefois même pour céder aux instances du « malade. »

Les contre-indications sont ici très nombreuses, et en tête des circonstances qui peuvent et doivent empêcher ce mode de traitement, dans les affections où d'habitude il convient le mieux, nous placerons l'âge avancé du malade, l'athérome, les tendances aux congestions, les affections du cœur, etc., etc.

C'est parce que l'expérience nous a démontré les excellents effets obtenus par les étuves chez certains rhumatisants et surtout chez certains goutteux dont le bain de boues et principalement le bain d'eau minérale exaspérait les douleurs, que nous vantons l'application de cette méthode dans certains cas particuliers.

Comment ne pourrait-elle pas produire d'heureux résultats, surtout aidée par une cure interne par l'eau à haute dose ?

N'agit-on pas ainsi sur les trois grands systèmes d'évacuation ? le tube digestif, le système urinaire et la peau ?

# MALADIES TRIBUTAIRES DES BOUES ET DES EAUX DE DAX

## Contre-indications

---

Entraînés par la « folle du logis », certains auteurs oubliant la *vraie*, nous dirons même l'*unique* spécialisation de Dax, ont voulu élargir le cadre des maladies tributaires de ses ressources thermales. Nous ne dirons pas les affections trop nombreuses, diathésiques ou autres qui auraient été améliorées par nos boues : en outre des rhumatismes et de la goutte, on nous apprend que le lymphatisme, la scrofule, la syphilis, l'aménorrhée, la dysménorrhée, etc., sont heureusement influencées par l'emploi de de cet agent. L'hémiplégie, la paraplégie, même liée à une altération organique sont également consignées parmi les succès obtenus, et il n'est pas (qui le croirait !!!) jusqu'à la cruelle et si meurtrière phthisie qui n'ait trouvé dans les boues de Dax une amélioration !!!

Mais alors, les boues et les eaux de Dax seraient donc une panacée universelle, puisque en dehors de ces maladies, il en est encore d'autres et des plus variées qui. d'après les mêmes auteurs enthousiastes, seraient notablement amendées par ce traitement !!! Nous ne les énumérerons pas toutes, mais on avouera que le fait d'avoir *guéri* une *tumeur utérine* pendant que trois autres étaient *fortement améliorées* constitue une cure tellement exceptionnelle qu'on ne peut la passer sous silence !!!

Quant à nous, il faut l'avouer, nous n'avons pas jusqu'à l'heure eu la bonne fortune de voir disparaître des tumeurs utérines, ni de constater d'amélioration chez les phthisiques soumis au bain de boues, et cela par la très simple raison que nous n'aurons jamais le courage d'essayer chez eux ce mode de traitement : le vulgaire bon sens en explique les raisons.

Et voilà donc, quel serait, d'après certains, le cadre des maladies justiciables de Dax !! S'il était réellement tel, les malades n'auraient pas à choisir entre les nombreuses stations qui s'offrent à eux pour combattre leur mal : Dax serait là avec sa *gamme thérapeutique variée* pour parer à tous les cas...

Est-ce donc être utile à la station que de la dépeindre sous un tel jour, et n'est-ce pas à ceux qui se font les échos de ces cures *miraculeuses*, qu'on peut adresser le reproche qu'on nous a fait à nous-même, de manquer de *patriotisme local ?* Se figure-t-on peut-être que les médecins se laisseront prendre à l'hameçon et enverront à Dax les phthisiques de leur clientèle pour les faire plonger dans la boue ?

Mais s'ils avaient l'intention de leur conseiller le séjour sous notre climat, ils s'empresseront de les envoyer ailleurs, dans la crainte qu'on leur fasse subir un traitement qui pourrait abréger leurs jours!!!

S'imagine-t-on persuader au corps médical qu'il est des eaux en France, et à Dax en particulier, capables de résoudre des tumeurs utérines? Ce serait, en vérité, avoir une singulière idée des dispositions intellectuelles de nos confrères que de les croire susceptibles d'*avaler ces cures!!!* Nous n'insistons pas, mais à notre avis, on fait ainsi de la mauvaise besogne, et au lieu de servir les intérêts de la station, on la discrédite aux yeux des hommes intelligents.

Le cadre d'application des boues est beaucoup plus restreint qu'on ne le pense généralement, et c'est particulièrement dans les affections rhumatismales qu'elles sont administrées avec le plus de succès.

« *L'illutation prolongée dans les Boues, dit M. le* « *professeur Gubler* (1) *rend de grands services* « *dans les tuméfactions articulaires, les ankyloses,* « *les rétractions musculaires et tendineuses aussi* « *bien que dans les paralysies anciennes.* » Et plus loin « *Au résumé, les paralysies consécutives aux* « *maladies aiguës, paralysies hystériques, satur-*

(1) *Journal de Thérapeutique*, année 1874.

« *nines et les métalliques en général, ne peuvent* « *que bénéficier de l'illutation prolongée dans les* « *boues.* »

Les maladies qui sont réellement justiciables d'un traitement par les bains de boues sont les suivantes :

1° Les *Arthropathies rhumatismales en général.*

Parmi celles-ci, il en est une qui mérite une mention toute particulière : nous voulons parler de l'*Hydarthrose.*

Dans le traitement de cette arthrite, l'expérience nous a prouvé que le bain de boues *seul*, quelle que fût sa thermalité, était souvent suffisant pour amener la résorption complète de l'épanchement. Nous avons même souvent remarqué que, sous l'influence de cet agent, le genou, loin de diminuer, augmentait quelquefois de volume Mais si à la suite du bain le malade prend une douche en pluie et jet amenée progressivement de 40° à 14°, la guérison ne tardera pas à s'affirmer, à la condition *indispensable* que la pression de la douche *soit très faible.*

Du reste, dans le traitement du plus grand nombre de localisations rhumatismales, nous avons l'habitude, quand il n'existe pas de contre-indication et quand l'amélioration commence à se dessiner ou quelle se fait trop attendre, de faire suivre le bain de boues de douches froides et d'une bonne friction avec un gant de crin ou de flanelle : la réaction qui se produit est des plus salutaires.

2° Les *Altérations fonctionnelles ;* les *pseudo-ankyloses*, la *sclérose péri-articulaire*, etc., etc., qui sont si souvent la conséquence de crises aigües répétées.

3° Les *localisations musculaires, fibreuses*, les *névralgies* et spécialement celles qui siègent sur les grands plexus et les principaux troncs nerveux (lombaire-sciatique-intercostal).

4° Les *arthrites anciennes, le rhumatisme articulaire chronique* (rhumatisme noueux, arthrite sèche, etc., etc.)

La *Coxalgie au début*, en tant que manifestation exclusivement *inflammatoire* ou *fonctionnelle.*

5° Les *arthropathies scrofuleuses.*

Un grand nombre d'entre elles trouvent une amélioration par les bains de boues, à la condition que les phénomènes inflammatoires aient disparu.

Cela est surtout appréciable pour les arthrites à forme congestive et à poussées inflammatoires successives, si communes chez les strumeux. Dans ces cas, sous l'influence des bains de boues, on voit, au bout de quelques jours, l'articulation revenir *ad integrum.*

Dans les arthropathies à forme *plastique* un soulagement peut également être obtenu ; mais ici, le produit reste, quoique cependant il subisse parfois une régression notable.

Dans ces arthropathies vagues, mal définies,

bâtardes, tenant à un état diathésique et qui s'accompagnent de signes physiques de chloro-anémie ; en d'autre termes, dans les arthopathies de la puberté (coïncidant le plus souvent chez la jeune fille avec un retard de la fonction menstruelle), le bain de boues, à température modérée, suivi très rapidement d'une douche froide, nous a toujours donné d'excellents résultats.

6° Les *déformations articulaires*, les *désordres du mouvement produits par les luxations*, les *fractures*, les *entorses ;* les *contractures*, les *atrophies musculaires* et les *dermatoses*, à forme sèche.

7° Les *ostéites chroniques* et les *tumeurs blanches* (lorsque cependant la carie et la suppuration ne sont pas trop avancées).

8° Les blessures et plaies par armes de guerre et leurs conséquences.

Quant à la goutte frauche et à ses manifestations articulaires, il est difficile de formuler des indications précises au point de vue d'un traitement par les bains de boues. Il est en effet un grand nombre de goutteux, pour ne pas dire la plupart, qui ne peuvent les supporter sans voir leur mal revenir à l'état aigu. Mais c'est surtout avec le bain d'eau minérale que cette crise aiguë se produit le plus souvent ; aussi ne l'administrons-nous jamais chez les malades que nous *soupçonnons* goutteux. Nous disons, à dessein *soupçonnons*, car rhumatisme et goutte sont frère et sœur, et il n'est pas rare de les voir, dans certains cas, offrir une similitude telle qu'il serait hasardeux de diagnostiquer la goutte à l'exclusion du rhumatisme. Aussi admirons-nous ces médecins observateurs aux yeux de lynx qui, en présence d'une articulation gonflée et douloureuse, méditent, avec une gravité affectée, pour savoir si le mal qu'ils ont sous les yeux est non-seulement un rhumatisme ou une goutte, mais bien encore un rhumatisme goutteux ou une goutte rhumatismale !!!

Quoi qu'il en soit, et nous en avons donné les raisons, chez les goutteux, la méthode qui paraît donner les meilleurs résultats est la suivante : Après un traitement de *spoliation* par les étuves humides, le malade *essaie* du bain de boues qui doit lui être administré avec une très grande réserve et à une thermalité moyenne, sauf, s'il le supporte bien, à en augmenter la température, la durée et même la fréquence, jusqu'à ce qu'il en prenne un tous les jours.

Quant aux vertus de l'eau minérale, elles sont celles de toutes les eaux qui appartiennent à la classe des sulfatées mixtes.

A l'intérieur, elle est d'un usage journalier et employée avec succès dans la *dyspepsie rhumatismale* (Gubler) (1) dans la *gravelle urique*, dans le

(1) Journal de Thérapeutique. — 1874.

*catarrhe de la vessie*, les *viscéralgies* d'origine rhumatismale ou goutteuse, la *pléthore abdominale*, etc., etc.

En bains, les effets thérapeutiques de l'eau de Dax sont remarquables dans certaines affections des organes sous-diaphragmatiques, notamment dans les *métrites* et *périmétrites*. M. le docteur *Gallard* (1) la conseille dans les termes suivants :

« En général, je conseille les eaux chaudes non « minéralisées, que l'on pourrait appeler eaux « médicinales naturelles amétallites, comme celles « d'Evaux, de Néris, Plombières, Bains, Luxeuil, « **Dax**, Ussat, etc., etc., lorsque les phénomènes « inflammatoires sont encore très accusés, et lorsque « la réaction fébrile persistant paraît surtout devoir « prendre une nouvelle intensité à de certains « moments, principalement au retour des époques « menstruelles. »

MM. les docteurs Desnos et de Sinety partagent le même avis et conseillent nos eaux dans les inflammations de l'organe utérin.

Elles sont encore administrées avec succès dans la chorée, dans certaines arthritides à forme sèche, dans l'éréthisme nerveux, et enfin dans toutes

(2) T. Gallard. — Leçons cliniques sur les maladies des femmes, 2e partie, page 749.

les névropathies protéiques et multiples englobées par le mot aujourd'hui à la mode de *nervosisme*.

Quant à la *chloro-anémie* elle est, comme on le sait, justiciable de l'hydrothérapie, et à ce titre, elle pourra être avantageusement traitée dans notre station : nous ajouterons même que dans certaines formes, le bain de boues aidera puissamment à la cure.

Tel est, succinctement exposé, le cadre pathologique auquel peut répondre la station de Dax. Nous verrons plus loin qu'à ces ressources elle peut encore ajouter l'action des eaux-mères, dont la valeur médicale est aujourd'hui si bien établie et si appréciée.

Pour certains hydropathes, il n'existe pas de contre-indication aux eaux de la station dans laquelle ils exercent leur métier ; ils prennent et gardent tous les infirmes qui leur arrivent, pourvu que ceux-ci aient la bourse bien garnie. Pour eux « la chasse à la pièce de cent sous » prime tout et ils ne voient dans le malade qu'un client à « faire suer. » Cette unique préoccupation est odieuse de la part du docteur en médecine, mais elle existe réellement et nous ajouterons même qu'elle tend de jour en jour à devenir plus fréquente. Nous ne parlons pas pour Dax, car notre station est encore trop peu connue et le charlatanisme n'a pas pu s'y installer en maître : il y chômerait pour le quart d'heure. Mais déjà des tendances s'accusent qui nous font présager que tôt ou tard nous n'échapperons pas à ce mal.

Quoi qu'il en soit, il existe des contre-indications formelles à la cure par les bains de boues, et parmi les malades qui doivent s'en abstenir complètement, nous placerons en tête les malades atteints d'affection organique du cœur et des gros vaisseaux, ceux qui sont sous le coup d'une affection cérébrale récente ou aucienne, ceux qui sont prédisposés aux hémorrhagies actives, aux congestions sanguines, etc. Est-il besoin d'en expliquer longuement les raisons? nous ne le pensons pas, car il ne faut pas avoir approfondi les problèmes physiologiques pour savoir qu'un bain hyperthermal peut, dans ces affections, être le point de départ d'accidents redoutables. Qu'on se rappelle les effets provoqués sur la circulation par le bain chaud en général et on se convaincra bien vite qu'en formulant ces deux contre-indications, nous ne sommes que les scrupuleux observateurs de la logique et de la prudence la plus élémentaire.

Nous savons bien qu'on a écrit que « les endocardites et les péricardites supportaient très bien les bains de boues » et que même (*rideo referens!*) « ces affections sont modifiées par le traitement. » Ces faits, quelque surprenants, quelque miraculeux qu'ils nous paraissent ne nous étonnent pas. Ne lisons-nous pas quelquefois, parmi les nombreux faits-divers de notre journal, qu'un aimable farceur s'est précipité du haut des tours de Notre-Dame, et que dans sa chute il s'est fracturé le petit doigt et a perdu deux molaires !!! Est-ce à dire pour cela qu'on puisse impunément et sans danger se livrer à cet exercice aérien ?

On n'est pas toujours et fatalement victime du danger auquel on s'expose, et bien des cardiaques pourront encore prendre des bains de boues, sans y trouver la mort, mais n'est-il pas plus sage de s'abstenir de toute intervention thermale qui, loin de ralentir la marche des accidents, ne peut que hâter une issue funeste ?

Poser la question, c'est la résoudre et nous n'insistons pas, bien décidé que nous sommes, dût-on publier un très grande nombre d'observations plus ou moins concluantes, à ne jamais nous départir de notre ligne de conduite vis-à-vis des cardiaques et des cérébraux.

## EAU SULFUREUSE

Elle est fournie par une source captée à son point d'émergence et se trouve située à l'extrémité d'une des galeries de l'Etablissement des Baignots (1) ; elle est utilisée en boisson. Appartenant à la classe des *sulfurées calciques*, sa composition chimique est probablement due, d'une part, à la transformation des sulfates calciques en sulfures, et de l'autre, à la décomposition du sulfure formé par les dépôts ulmiques, rappelant exactement en cela la série des transformations qui, d'après les travaux de Réveil, se produisent dans les eaux d'Enghien, de Pierrefonds, etc., etc.

Quoi qu'il soit, son degré de sulfuration et sa fixité en font un auxiliaire puissant de la cure thermale dans les cas si fréquents de manifestations herpétiques ou de douleurs gastralgiques qui accompagnent le rhumatisme.

Elle peut également rendre de grands services dans certaines affections des voies respiratoires dont on ne veut pas réveiller le caractère inflammatoire par un traitement trop énergique.

---

(1) Contre la culée sud du pont de la ville, se trouve une autre source sulfureuse qui est la propriété des Thermes.

# EAUX-MÈRES (1)

Il y a quelques années l'on a découvert un riche banc de sel gemme sous la ville de Dax (2). La direction du gîte, la constitution de la roche, la composition géologique des terrains, tout prouve que ce gîsement n'est que l'extrémité nord du banc de sel gemme qui minéralise au sud les sources de Salies-de-Béarn.

Les eaux-mères résultant de l'exploitation de ce gisement sont surtout remarquables par les bromures et les iodures qu'elles contiennent ; elles sont utilisées en bains dans les divers établissements de la station. Ces bains sont toujours *mitigés*, c'est-à-dire que dans un bain d'eau minérale, on ajoute de 20 à 50, et quelquefois 100 litres d'eau-mère, selon les effets qu'on veut produire : l'immersion dans l'eau-mère pure produirait une stimulation telle qu'elle pourrait occasionner de fâcheux effets congestifs.

La valeur médicale des eaux chlorurées-sodiques en général, et spécialement des sources et eaux-

(1) On désigne sous le nom d'Eaux-mères le résidu d'évaporation des Salines où l'on exploite le chlorure de sodium pour la consommation générale.

(2) On peut voir, presque au centre de la ville, *sur la place Saint-Pierre*, un puits par lequel on descend aux galeries creusées dans le banc de sel qui, en cet endroit, a une épaisseur considérable.

mères de Salies, est trop connue et trop bien établie pour qu'il soit nécessaire d'insister sur les résultats qu'on peut retirer de l'emploi de ce précieux agent dans certaines affections.

C'est ainsi qu'à l'exemple des stations chlorurées-sodiques, nous les employons avec avantage dans le lymphatisme et ses mille manifestations ; dans la scrofule, les engorgements viscéraux et périviscéraux, le mal de Pott, les affections osseuses et les convalescences lentes des maladies graves, en un mot dans toutes les maladies sous la dépendance du lymphatisme et de la scrofule.

Les résultats thérapeutiques déjà obtenus à Dax, quoique en nombre peu considérables encore, sont comme on devait s'y attendre, tout aussi brillants que ceux obtenus à Salies-de-Béarn.

---

## HYGIÈNE THERMALE

**Choix de l'époque la plus favorable pour une cure à Dax. — Précautions à prendre avant, pendant et après le traitement. — Durée du séjour.**

---

Le climat de Dax étant connu, quelle est l'époque la plus favorable pour entreprendre une cure thermale ? Voici ce que nous apprend l'expérience : quand il s'agit de combattre une affection invétérée, il est bon de faire deux cures la même année : l'une *au printemps*, l'autre *en automne*. On ne saurait en en effet trop répéter que, en dépit de l'habitude et des usages reçus, ces deux saisons sont celles qui conviennent le mieux pour un traitement thermal qui, au printemps surtout, bénéficie de la tendance qu'ont les maladies chroniques à se *modifier*, comme l'ont d'ailleurs remarqué les médecins de tous les temps.

Aussi les mois d'*avril*, *mai* et *juin*, *septembre* et *octobre* sont-ils les plus convenables ; à ces époques en effet les malades sont moins exposés aux accidents qui résultent souvent du passage du chaud au froid, les voyages sont faciles et la campagne est beaucoup plus agréable que dans les autres saisons de l'année.

Quant aux précautions à prendre avant la cure, il en est une que l'empirisme et la routine nous ont livrés : c'est celle de la purgation préparatoire. A vrai dire, nous ne la considérons pas comme absolument nécessaire et utile au résultat du traitement que les malades vont entreprendre ; néanmoins, nous engageons souvent ceux qui ne nous semblent pas trop affaiblis par les souffrances à prendre médecine quelques jours avant leur arrivée dans la station. C'est surtout pendant la cure que le rhumatisant devra s'observer et ne pas s'écarter des règles de l'hygiène.

Voici, en deux mots, l'emploi de sa journée à

l'Etablissement des Baignots : ainsi qu'on va le voir, il n'a pas beaucoup de loisirs, occupé qu'il est « à s'habiller et à se déshabiller tout le temps » : c'est là son refrain habituel.

Le matin, dès l'aube, bain de boues ; c'est, à notre avis, l'heure la plus favorable pour cette opération : à ce moment, en effet, le corps est reposé, il ne se trouve pas sous l'influence des surexcitations produites par la marche, la promenade, le travail de la digestion, etc., etc., et il est par le fait plus apte à recevoir l'impression du bain chaud. La durée de ce dernier varie de 12 à 15 minutes ; après l'arrosage ou la douche chaude, le malade regagne son lit, en observant les précautions déjà indiquées par ailleurs.

Après le petit déjeuner, le malade devra, s'il le peut, se mouvoir. Il devra rester le moins possible dans ses appartements. Qu'il prenne un livre, un journal ét qu'il se rende dans le parc pour y prendre un bain d'air. Que surtout (et ceci est un conseil d'une importance capitale), il ne craigne pas de faire de l'exercice : qu'il marche, qu'il promène, sans toutefois aller jusqu'à la fatigue ; « qu'il remue malgré la douleur » comme le recommande le docteur Trastour. (1)

(1) Trastour. — Du traitement du rhumatisme articulaire chronique progressif. Bulletin général de thérapeutique médicale et chirurgicale, 1879.

Nous parlons, bien entendu, pour ceux dont les articulations jouissent du mouvement, car ces conseils ne sauraient s'adresser aux malheureux ankylosés qui ne peuvent se servir de leurs membres.

A onze heures, déjeuner. Après le repas le malade devra éviter l'immobilisation et il se trouvera bien d'une petite promenade.

A trois heures, séance consacrée aux douches. Cette deuxième opération terminée, même exercice que le matin, surtout si la douche a été donnée froide. La réaction sera facilitée par la marche.

A six heures, dîner. Petite promenade, en évitant très soigneusement le froid et surtout l'humidité si nuisible aux douleurs; coucher vers neuf heures ou dix heures au plus tard, car on ne doit pas oublier que la première série des bains commence à l'Etablissement à quatre heures et demie du matin et que le traitement débilitant qu'on suit généralement dans la station exige un sommeil long et réparateur.

Voilà, en thèse générale, l'emploi du temps pendant la cure. Le malade, on le voit, n'a pas beaucoup de loisirs, et quand le soir, il entre dans son lit, il a le droit de parler comme l'empereur romain et de dire : « J'ai bien rempli ma journée. »

Nous oublions de dire qu'entre temps, soit le matin, soit le soir, il a généralement subi d'autres opérations plus ou moins agréables (séances d'électrisation à courants induits ou continus, massage, mouvements communiqués, pointes de feu, etc., etc.) mais nécessaires à son amélioration.

Et cependant, malgré la diversité des moyens mis en pratique, malgré la persévérance employée dans les cures successives faites dans la station, beaucoup de malades s'étonnent de ne pas trouver la guérison complète de leurs douleurs !!! et ce sont en général les goutteux endurcis qui formulent, sous forme de plainte, ces singulières observations. Ils oublient les malheureux, que la *goutte* ne se guérit dans aucune station, et que, comme le disait l'Hippocrate anglais Sydenham, « son traitement se trouve au fonds du puits de Démocrite. » On peut soulager les douleurs, éloigner les crises, en atténuer l'acuité, *mais il faut être charlatan pour en promettre la guérison.*

Les malades que nous recevons étant atteints pour la plupart d'affections chroniques, ils ont, avant de se rendre à Dax, épuisé toutes les ressources de la thérapeutique ordinaire : ils ont promené leurs misères dans les stations thermales de toute nature, ont subi l'exploitation des marchands d'arcanes et des parasites de la médecine, et c'est souvent en désespoir de cause qu'ils viennent demander à nos boues et à nos eaux un soulagement qu'ils cherchent vainement depuis plusieurs années. Aussi ont-ils tort quand ils viennent incriminer le peu d'efficacité de nos ressources thermales. Nos eaux et nos boues ressemblent, en effet, en cela à toutes les autres ; *elles ne guérissent pas les maladies incurables.*

En général, les malades qui fréquentent notre stations y restent vingt jours ; c'est là la moyenne ordinaire de leur séjour; cependant quand on a affaire à une vieille affection articulaire, à cachet chronique, ce laps de temps est bien court et les malades doivent faire une cure d'une durée plus longue.

On ne peut assigner, d'une manière générale, le nombre de jours qu'un malade doit passer dans notre station : cela dépend de son état, et les chiffres fatidiques de vingt-un jours pour beaucoup de Français, et de neuf jours pour les Espagnols sont absurdes et ne supportent pas l'examen. La durée du traitement dépend en effet des malades ou plutôt des maladies ; il tombe sous le sens que la même règle ne peut leur être applicable et que telle affection subaiguë peut parfaitement être améliorée au bout de quinze jours, alors que telle autre, franchement *chronique* ne trouvera une modification appréciable qu'après la deuxième quinzaine.

Aussi, ne saurions-nous trop protester contre le programme arrêté d'avance par certains malades ou médecins qui oublient un peu trop que la clientèle des eaux en général et celle de Dax en particulier est surtout recrutée parmi les malades chroniques ou à tendance chronique et « qu'à affection chronique il faut un traitement chronique. »

*Dura lex, sed lex.*

Parmi les malades, beaucoup se croient guéris dès qu'ils sont soulagés ; d'autres méconnaissent les vertus salutaires de nos ressources thermales si elles ne répondent pas d'abord à leur attente. Nous sommes convaincus, et nous le constatons tous les jours que si nos eaux et nos boues n'agissent pas efficacement dans certains cas qui en sont parfaitement justiciables, c'est parce que le plus souvent on en fait un usage trop court et quelquefois trop tardif.

Principis obsta : sero medicina paratur
Cum mala per longas invaluere moras.
(Ovidii sententiæ)

---

# ÉTABLISSEMENTS THERMAUX

Les eaux et boues de Dax sont exploitées dans divers établissements alimentés par la Fontaine chaude ou par des sources particulières.

Ces établissements sont par ordre d'ancienneté :

Les Baignots.

Les bains Lauquet ou de St-Pierre.

Les bains Jules César, Hirigoyen, Lavigne, Sarailh et les Thermes Romains.

Les Thermes.

Les Thermes Séris.

Nous ne décrirons ici que « l'*Etablissement des Baignots,* » qui est le plus ancien en même temps que le plus considérable de la station (1).

---

# ÉTABLISSEMENT THERMAL DES BAIGNOTS SON ANCIENNETÉ SON AMÉNAGEMENT ACTUEL

Situé sur la rive gauche de l'Adour, à 400 mètres de la ville à laquelle il est relié par une belle promenade ombragée longeant le fleuve, l'Etablissement des Baignots est le plus ancien de Dax et c'est à lui que la station thermale doit sa réputation.

Voici les témoignages qui l'attestent :

« Il y a, lisons-nous dans un ouvrage paru en « 1668 (2), ès environs de la dite ville (Dax) force

(1) Cet Etablissement reçoit par an une moyenne de 1,500 baigneurs.

(2) Les antiquités et recherches des villes, des châteaux, etc., etc. 1668.

« mines d'argent, de fer et de soufre et autres « métaux (1), mesmes on dit que les bains de la « dite ville passants près le temple St Vincent de « Xaintes au lieu appelé *Poybaignou* et Poy de « Xaintes auquel lieu il y a aussi une forme de « bains antiques et plusieurs petites sources d'eaux « chaudes et passant ainsi par ces mines d'argent, « cela cause que les dites eaux tant dedans la ville « et dehors n'ont aucun mauvais goût. »

En 1712, d'après Raulin et Jacquot (2) et Thore (3) la veuve de Charles II, roi d'Espagne vînt incognito faire une cure aux Baignots : elle y arriva le 12 juillet, y prit des bains et en repartit pour Bidache le 20 du même mois.

En 1713, un simple sentier souvent impraticable conduisait de la ville aux Baignots en longeant l'Adour. La reine douairière d'Espagne qui était venue y prendre les bains de boues et eaux thermales, voyant l'impossibilité de se rendre en voiture au local où elle pouvait les prendre décemment, se retira et alla chercher ailleurs un soulagement à ses douleurs. Cette circonstance éveilla l'attention des

(1) Voir aux archives départementales de la Gironde un document de l'année 1778 relatif à des mines de charbon de terre près de Dax (série C. N° 99.) (Bibliothèque nationale. — Collection Duchesne.)

(2) Raulin et Jacquot. — Statistique géologique et agronomique du département des Landes.

(3) Manuscrits.

magistrats, on conçut et on exécuta le promenoir connu aujourd'hui sous le nom d'Allée des Baignots qui fait un des ornements de la ville et qui conduit d'une manière très commode au local destiné à prendre les bains (1).

En 1741, d'après de Secondat, les bains y consistaient encore en de grands trous pleins d'eau bourbeuse, et il y avait deux piscines à boues dont l'une était divisée en trois compartiments et seize cabinets de bains renfermant quinze baignoires dont huit en marbre et sept en cuivre.

Dans son ouvrage sur les eaux thermales de d'Acqs, le docteur Dufau (2) s'exprime ainsi :

« Au sortir de la ville, vers l'Ouest, on trouve sur « le bord de la rivière une belle allée d'ormeaux « qui conduit aux bains d'Acqs, qu'on appelle « communément les Baignots.

« Le creux qui produit les boues et les contient « est très profond : j'y ai vu enfoncer une perche « de plusieurs toises sans en trouver le fond. Le « degré de chaleur est différent, et elle augmente « à mesure qu'on les puise plus avant dans la « profondeur : à un pied, elle était de 41 degrés « Réaumur (3) en 1746, en 1753 et en 1756, en sorte

(1) Manuscrits Thore.

(2) Loc. cit.

(3) Ce qui équivaut à 51° centigrades.

« qu'il n'y a pas eu de variations à l'égard des « boues, comme je l'ai remarqué à l'égard des eaux.

« Les eaux des Baignots qui sont les seules « aujourd'hui dont on fasse usage, contiennent en « premier lieu cet esprit minéral, élastique, volatile « aérien, que le célèbre Frédéric Hoffmann, cet « ingénieux scrutateur de la nature des eaux « minérales a démontré faire l'âme, pour ainsi « dire, des véritables eaux minérales.....

« Un avantage considérable des bains de d'Acqs, « ou comme on les appelle communément des « Baignots, c'est les différents degrés de chaleur « des sources qui les forment qu'on peut d'ailleurs « varier à son gré par le mélange des différentes « sources. Cela les rend d'un usage infini parce « que, par ce moyen, on peut les proportionner aux « différents âges, aux différentes stations, pour « toutes les infirmités qui peuvent trouver du « secours dans l'usage des bains. »

M. l'abbé d'Expilly (1) nous apprend qu'en 1764, « au sortir de Dax, par la porte qui est au-dessous « du château, sur le bord de l'Adour, est une allée « d'ormeaux qui conduit à un endroit appelé *les « Baignots* à cause des bains chauds d'eau minérale « qui sont en cet endroit. Parmi ces eaux, il en est

(1) D'EXPILLY. — Dictionnaire des Gaules et de la France. - Amsterdam, 1764.

« de chaudes et d'autres tempérées ou tièdes. On « y trouve aussi des Boues spécifiques pour les « rhumatismes dont il a été parlé. Au mois de « juillet 1724, on acheva un bâtiment qu'on a fait « construire en ce lieu pour l'usage de personnes « qui viennent y chercher du soulagement ou leur « guérison. »

Ces différents témoignages attestent d'une façon évidente l'ancienneté de « l'Etablissement thermal des Baignots » et permettent d'affirmer que c'est à lui que Dax doit sa réputation thermale. La maison n'est plus aujourd'hui ce qu'elle était alors : grâce à de grands sacrifices, le modeste bâtiment dont parlait en 1724 M. l'abbé d'Expilly est devenu un superbe établissement qui, par sa clientèle toujours croissante, occupe le premier rang de la station.

La situation actuelle de « l'Etablissement des Baignots » est des plus heureuses. Coquettement assis sur le bord de l'Adour, il est adossé à la colline que domine le couvent des R. R. P. P. Lazaristes. Défendu l'hiver contre les vents dominants du pays, il est, pendant la belle saison, entouré d'une ceinture verdoyante qui le garantit des chaleurs de l'été. Cotoyé par une allée d'ormes qui forme la promenade la plus suivie de Dax, une seconde allée de platanes le relie à la chapelle du couvent où les baigneurs sont admis.

La proximité de la forêt de Saint-Vincent, située

à quelques mètres de distance, dont de prochains travaux vont transformer la partie la plus voisine en parc d'agrément, permet au baigneur valide les plaisirs de la chasse, et l'Adour ceux de la pêche.

Enfin, un vaste jardin anglais, d'un hectare et demi de superficie entoure l'Etablissement, offre au malade moins ingambe une promenade suffisante et des terrasses circulaires surélevées au-dessus du niveau des plus hautes eaux et disposées en promenoirs, mettent aujourd'hui la maison à l'abri des crues de l'Adour. Dans le parc s'élève un chalet rustique, dont une partie sert de café, l'autre est un salon de lecture.

L'installation balnéo-thérapique comprend aujourd'hui :

1° Une grande salle hydrothérapique.

2° Trois salles particulières plus petites. Chacune d'elles est pourvue de tous les appareils aujourd'hui en usage, et chaque année des perfectionnements nouveaux y sont apportés.

3° Huit piscines à boues, avec appareils de douches en jet et en arrosoir et baignoires séparées pour bains laveurs, à eau courante.

4° Une salle avec cabines séparées pour douches ascendantes et bain de siège hydrothérapique, etc., etc.

5° Dix-huit baignores en marbre ou en métal

pour bains minéraux simples ou additionnés d'eaux-mères.

6° Trois étuves naturelles, avec douches en pluie et en jet.

7° Un appareil à bain de caisse.

8° Une salle avec appareils de humage et de pulvérisation des eaux minérales prises sur place ou transportées.

9° Une buvette sulfureuse alimentée par la source qui est adossée à l'Etablissement et captée avec le plus grand soin.

10° Un cabinet d'applications électriques avec appareils à courants induits et à courants continus.

11° Enfin, l'Etablissemeut comprend aussi une installation complète d'Hivernage en forme de Sanatorium pour les maladies de la gorge et de la poitrine, avec chambres à coucher, salle à manger, salon et promenoir couvert, chauffés au moyen des vapeurs naturelles des sources.

Les environs des Baignots sont délicieux : ils forment un paysage pittoresque qu'on aime à première vue. D'un côté, la belle forêt de St-Vincent plantée de chênes séculaires, de l'autre, une promenade charmante peuplée d'ormeaux à l'ombre desquels les baigneurs aiment à se reposer, et où l'on respire un air pur et sain. Plus près de l'Etablissement, dans un bois appartenant aux Lazaristes s'élève la Tour ou Observatoire de Borda, belvédère d'où l'on jouit d'une vaste perspective ; on y contemple, avec ses infinis lointains, la belle plaine de l'Adour ; au sud, le regard ne s'arrête qu'aux blanches Pyrénées.

A l'Etablissement balnéaire proprement dit sont annexés deux hôtels, bâtis dans le parc anglais : *Ils peuvent loger cent cinquante baigneurs*. Moyennant un prix de journée **fixe de huit francs** (en 1re classe) et de **cinq francs vingt-cinq** (en 2e classe) *service, logement, table et traitement balnéaire compris, les baigneurs sont reçus pendant toute l'année*

Dans l'Etablissement se trouve une chapelle pour le service des malades.

La vie qu'on mène à l'Etablissement des Baignots est, comme on voit, peu coûteuse ; elle est calme et tranquille : c'est la vie de famille en grand. Les malades forment entre eux une petite colonie qui partage les mêmes plaisirs et les mêmes joies. De riantes promenades, des vues délicieuses, une société choisie, tout est réuni pour faire des Baignots un séjour enchanteur.

L'administration des divers procédés balnéaires, confiée à un personnel exercé, est toujours faite sous la surveillance immédiate des deux docteurs en médecine, directeurs de la Maison, MM. Raillard (d'Ozourt) et Ch. Lavielle, qui sont durant toute la journée, à la disposition des Baigneurs. L'un de ces médecins habite l'Etablissement.

# CURIOSITÉS, EXCURSIONS, PROMENADES, DISTRACTIONS, ETC., ETC., (1)

### Fontaine Chaude

La Fontaine-Chaude, appelée aussi *Fontaine de la Nèhe*, est la merveille de Dax ; c'est une des plus belles sources que l'on connaisse.

En 1804, on l'entoura d'une construction dont la façade principale offre un portique de l'ordre toscan. Ce portique est constitué par trois arcades séparées par des colonnes engagées, reposant sur des piédestaux, entre lesquels sont neuf robinets qui débitent en vingt-quatre heures plus de 1,200 mètres cubes d'eau. Le reste du bassin, qui est presque carré, est formé par un mur de six mètres de hauteur, percé d'ouvertures garnies de grilles de fer. L'eau se trouve ainsi retenue sur une surface qui n'a pas

(1) La plus grande partie de ce travail est dû à notre savant ami M. Dufourcet, vice-président de la Société de Borda, qui a bien voulu mettre à notre disposition sa connaissance approfondie des *choses du pays*.

moins de 344 mètres, et son volume, variant avec son niveau, suivant les observations de M. Serres, oscille entre 465 et 506 mètres cubes.

Anciennement, on était convaincu que cette source sortait d'un gouffre incommensurable, et cette croyance comptait encore, naguère à Dax, beaucoup de partisans. Il est de tradition que le duc d'Anjou, lors de son passage, en 1701, avait eu la curiosité d'en mesurer la profondeur, et qu'il avait dû renoncer à son entreprise, après y avoir employé sans succès plus de mille brasses de corde. Quarante ans après, M. de Secondat, renouvelant l'expérience du jeune prince, futur roi d'Espagne, constata que le prétendu gouffre atteignait à peine quatre toises.

En 1817, M. le baron d'Haussez, alors préfet des Landes, ne trouva plus que trois toises.

Enfin, tout dernièrement, le 14 février 1882, une commission de la Société de Borda a fait, sous la direction de M. le docteur Garrigou, une série d'expériences et d'observations dans l'intérieur du bassin de *la Nèhe*, et il a été scientifiquement et définitivement constaté que l'eau chaude est fournie par deux griffons, situés à deux mètres au plus l'un de l'autre, vers le tiers E. de la ligne E. O, qui forme le grand axe du gouffre, et qui sourdent à travers un lit de cailloux roulés, qui en forment le fond, sur un plan à peu près horizontal, qui se trouve à 3$^{m}$29 au-dessus du niveau de la mer. Le niveau moyen du beton intérieur du bassin, autour de la source, étant de 6$^{m}$94, la profondeur exacte du gouffre, au-dessous du niveau moyen de l'eau (le bassin étant plein) *est de 4$^{m}$71.*

La même commission a également déterminé très exactement la température et le débit de la source à différents niveaux : Sa température a été prise avec trois thermomètres Baudin (maxima Walferdin). Les trois instruments ont donné identiquement le même chiffre de 64° degrés centigrades pour les deux griffons, à un dixième de degrés près.

Reste à savoir si cette température est constante? Et si elle varie, à quels phénomènes météorologiques ou cosmiques se rattachent ces variations?

Des observations n'ont pas, croyons-nous, été faites dans ce sens, et cependant d'après M. Thore (1), les plus fortes pluies ainsi que les chaleurs excessives ne portent aucun changement ni dans son abondance ni dans la limpidité de la source. Beaucoup de personnes assurent d'autre part que lorsque le temps va tourner à l'orage, l'eau du bassin devient sensiblement plus chaude.

M. Jules Thore, après avoir mesuré en 1882, la vitesse d'ascension de l'eau dans le bassin qu'on avait vidé à cet effet, a calculé le débit exact de la source à différents niveaux. A 6$^{m}$38 au-dessus du

(1) Manuscrits.

niveau de la mer, il est de 2,429 mètres cubes par jour.

La même expérience a fait supposer à M. Thore, à la suite de calculs mathématiques des plus ingénieux, que si on captait convenablement les deux griffons, en les enfermant solidement dans une tour solidement construite, l'eau s'élèverait d'elle-même à une certaine hauteur, sans perdre grand chose de la température, et on pourrait ainsi, sans machine élévatoire, constituer un véritable chateau d'eau, permettant de distribuer de l'eau chaude dans toute la ville, surtout si on construisait une canalisation bien isolée, et si on suivait les conseils et les idées de MM. Lafarie et Gassanné qui se sont sérieusement occupés de ce projet d'utilisation des eaux chaudes.

A la surface de cette immense nappe bouillante se produit un pétillement incessant dû à l'explosion de petites bulles de gaz ; jointes aux vapeurs continuelles et tellement épaisses qu'elles dérobent quelquefois la vue des objets à dix pas, elles donnent au bassin l'aspect d'une vaste chaudière en ébullition.

Le bassin de la Fontaine Chaude contient une grande quantité de boues inutilisées et évaluées à 400 mètres cubes par M. l'ingénieur Trépied.

Jusqu'à l'heure, à part deux lavoirs qu'elle alimente et quelques établissements balnéaires dont elle assure le service, l'eau de la fontaine de

Néhé est d'un usage très restreint. On ne l'emploie que pour les besoins domestiques et pour la fabrication du pain dans les boulangeries. Dès qu'elle est refroidie, le goût ne saurait guère la distinguer de l'eau qu'on boit ordinairement, et beaucoup de dacquois s'en servent comme eau de table.

Un grand nombre d'indigènes ont l'habitude d'en boire, par mesure hygiénique, un verre tous les matins et quelques industriels la débitent, sur leurs comptoirs, à sa température native, après l'avoir aiguisée de quelques *cuillerées* d'eau-de-vie — sans doute *dans le but de tuer le ver de leurs clients*.

## REMPARTS GALLO-ROMAINS

Le monument le plus remarquable laissé à Dax, et dans tout le Sud-Ouest par les conquérants de la Gaule, était sans contredit la magnifique enceinte (1) qui existait encore, presque intacte, il y quelques années, et que le vandalisme moderne a détruit à peu près entièrement, malgré la requête des archéologues appuyée par une pétition signée par plus

(1) D'après M. de Caumont, l'enceinte de Dax était une des plus belles connues et comparables à celle de Beauvais, du Mans, de Jublains.

de quinze cents habitants. Sa démolition est venue prouver encore que la ville devait avoir avant la construction de ses remparts une certaine magnificence, ainsi que le montrent les débris de colonnes en marbre, les frises et les autels votifs que l'on a trouvé noyés dans le mortier des murailles, la jambe et le pied d'une statue colossale, chaussée du cothurne et les mille débris de sculptures dont la plupart ont été perdus ou cassés par les ouvriers acharnés à leur œuvre de destruction.

Une médaille envoyée par M. Pottier à la commission de topographie des Gaules et trouvée par lui dans le mortier, entre deux assises de briques de la chaîne de l'*opus quadratum*, donne d'une manière à peu près certaine la date de la construction de cette enceinte (1).

Elle est de Magnence et admirablement conservée; voici sa description, d'après M. Taillebois, archiviste de la Société de Borda :

MAGNENCE

*Usurpateur des Gaules de 350 à 353*

Petit bronze, frappé à Amiens, première officine, en l'honneur des vœux quinquennaux et de la

(1) Tout porte à croire que sa construction date de 260 à 268. On croit en trouver la preuve dans la ressemblance de construction avec celle du Palais Gallien de Bordeaux qui passe pour l'ouvrage de cet empereur. — Manuscrits Thore.

victoire que Magnence et Décence avaient remporté sur les Germains.

Avers :

D. N. MAGNENTIVS P. F. AUG.

Dominus noster Magnentius, pius, Félix, Augustus.

Revers :

VICTORIÆ DD. NN. AUG. ET. C.

Victoriæ dominorum nostrorum Augusti et Cœsaris.

Deux génies soutenant une couronne votive au milieu de laquelle se trouve l'inscription suivante :

VOT. V. MVLT. X.

Votis V. Multis. X. ce qui est un abrégé de *Votis quinquennalibus solutis*, *multis decennalibus susceptis*.

Dans le bas :

AMB.

*Ambianis*, Amiens.

Or, le César de cette époque était Décence, qui ne reçut ce titre qu'en 351 et périt en 353.

Magnence ayant pris la pourpre en 350 et s'étant associé son frère en 351, dut faire célébrer en cette dernière année les vœux quinquennaux qui ne furent plus renouvelés sous son règne, car il mourut en 353.

Cette médaille, admirablement conservée, est le monument le plus certain qui puisse donner une date aux remparts de Dax, qui seraient de la moitié du IVe siècle, comme l'indique du reste leur mode de construction.

Une autre preuve de cette date est la grande quantité de matériaux précieux, de débris de sculptures, et les autels votifs trouvés dans leur démolition. Tous ces matériaux proviennent évidemment de temples ou de monuments païens renversés par les chrétiens. Or, on sait que la religion chrétienne fut prêchée par saint Vincent dans la Novempopulanie vers la fin du IIIe siècle.

L'enceinte gallo-romaine était contenue et avait 1,465 mètres de tour.

Les murs étaient construits dans leur entier, les quatre portes exceptées, en petit appareil très régulier, *opus quadratum regulare*, et les chaînes de briques horizontales étaient, elles aussi, d'une régularité si parfaite, que l'on pouvait, suivant M. de Caumont, suivre le même cordon, au même niveau, tout autour de la ville, sur les tours, comme sur les courtines.

Trois rangs de briques formaient en général chaque cordon.

Dans un grand nombre d'intervalles, les rangs de pierre de petit appareil étaient au nombre de cinq, dans d'autres il y en avait sept.

Les tours, quoique n'étant pas toutes de mêmes dimension, étaient très-belles, surtout celle des angles.

Les murailles de courtines avaient dix mètres de la base du fossé à leur sommet. On peut s'en convaincre par la faible portion qui reste encore intacte, près de l'ancienne porte Saint-Pierre, à côté du puits de la saline Lorrin.

Elles avaient, au sommet, 4 mètres d'épaisseur, et à la base de 4m25 à 4m50.

Les portes romaines n'existaient plus depuis longtemps, à l'exception d'une seule, démolie en 1872 et portant encore le nom de *Porte Julia.* Les bastions murés qui couvraient en dernier lieu les autres portes étaient de construction relativement moderne. Ces fortifications remontaient presque toutes au commencement du XVIe siècle et avaient été faites par Haubardin de Luxembourg, gouverneur de Dax en 1522.

En 1809, on nivela les remparts tels qu'ils sont aujourd'hui, et en 1814, les ormeaux furent remplacés par les platanes qui sont encore debout. (Manuscrits Thore).

Le château, qui sert de caserne au dépôt du 28e bataillon de chasseurs à pied, n'est pas de construction romaine, il a été greffé sur la vieille muraille, probablement au Xe ou XIe siècle, comme l'indique la forme carrée de son donjon, et il été restauré et complètement reconstruit par les Anglais au XVe siècle. Le génie militaire lui a fait subir une dernière transformation vers 1820.

Les remparts servent aujourd'hui de promenade très agréable et très fréquentée par un nombreux public.

---

# LE CHÊNE DE QUILLACQ ET QUELQUES TRADITIONS POPULAIRES

*Nous empruntons à M. Henri du Boucher, président de la Société de Borda, l'intéressante étude qui suit, extraite d'un des bulletins de la Sociéré* (1).

L'arbre de Quillacq se trouve à 1,500 mètres à peine de Dax, en face l'Etablissement des Baignots, au milieu d'un bois de chênes dépendant de la commune de Saint-Paul, sur la rive droite de l'Adour, et à 50 mètres à peine de cette même rive qui n'a pas, en ce point, une altitude de plus de 6 mètres. Ce bois, planté dans les alluvions Adouriennes d'une épaisseur considérable, est inondé chaque fois que le fleuve sort de son lit ; l'apport de limon fertilisant qui lui est ainsi fait deux ou trois fois chaque année a pour résultat immédiat la promptitude et la vigueur de végétation qu'il est aisé d'y remarquer.

(1) Bulletin de la Société de Borda, 1879.

Excepté en hauteur, le chêne de Quillacq a pris un développement énorme dans toutes ses autres proportions. Ainsi, du sol aux premières branches, la tige n'a pas plus de trois mètres de hauteur, mais sa *circonférence est de neuf mètres* à hauteur d'homme. Ce qui contribue à lui donner une physionomie toute particulière, ce sont de gigantesques racines qui, faisant saillie hors de terre, forment autour du tronc comme un énorme bourrelet tout bosselé et tout crevassé de rides ; ce bourrelet n'a pas moins de 25 mètres de développement, c'est-à-dire que *vingt personnes environ se tenant par la main et les bras étendus de toute leur longueur ont de la peine à en faire le tour*. De ce tronc si court, partent, à la hauteur de 3 mètres, trois maîtresses-branches qui se développent horizontalement et en éventail sur une longueur de plus de 12 mètres et peuvent ainsi fournir de l'ombre à près de cinq cents personnes.

Il serait bien difficile, sans procéder à l'abattage, de connaître l'âge de ce magnifique spécimen du règne végétal ; un naturaliste belge en compagnie duquel je le visitais un jour, estimait qu'il devait avoir plus de 2,000 ans ; mon incompétence en la matière m'oblige à lui laisser toute la responsabilité de son opinion. Ce qu'il y a de certain, c'est que si le chêne de Quillacq présente peu de signes extérieurs de décrépitude, s'il est encore le premier de la forêt à se garnir de feuilles et le dernier à les perdre, le tronc, à l'intérieur, n'existe plus, ou du moins ne consiste qu'en une masse spongieuse en décomposition; l'arbre ne vit plus que par son écorce.

Particularité bizarre, à l'intérieur du chêne et dans la fourche que forment les maîtresses-branches, se trouve une source qui n'est jamais à sec, dit-on, même dans les plus fortes chaleurs de l'été et qui est réputée guérir certains maux dont est affligée la pauvre humanité. C'est là, du moins, une croyance répandue dans le peuple, croyance qui a pour l'attester les croix rustiques, les chapelets, les livres pieux appendus aux branches, les pièces de monnaie déposées dans les crevasses du tronc (1), les inscriptions gravées au couteau sur l'écorce, naïfs *ex-voto* de la foi populaire qui témoignent de la ferveur avec laquelle une guérison a été demandée, ou de la reconnaissance pour un soulagement obtenu. Hâtons-nous de dire que la présence de la source et les guérisons qu'elle opère parfois peuvent recevoir une explication toute naturelle sans qu'il soit besoin d'avoir recours au miracle. La source descend des collines de Saint-Paul qui sont très rapprochées et après avoir cheminé sous terre, ainsi que quelques autres qui se trouvent dans le voisi-

(1) Cet usage se perd beaucoup ; on compreud, au reste, que ce n'était pas la Divinité seule qui en profitait. H. du B.

nage, vient sourdre en l'endroit que nous avons signalé et reprend son niveau hydrostatique (1). En contact permanent avec l'écorce du chêne, l'eau finit par se charger d'une certaine quantité de tannin, bien que celui-ci soit peu soluble; elle agit alors comme astringent et il n'y a pas lieu de s'étonner si dans quelques cas d'*ulcères atoniques* ou *indolents* de *flux catarrhal bénin*, de *conjonctivite légère*, elle a pu apporter le soulagement qu'on lui demandait.

Mais il n'en fallait pas plus pour que cet arbre devînt l'objet de la vénération populaire. Nous nous souvenons que, lorsqu'il y a une vingtaine d'années environ, l'administration des eaux et forêts voulut faire procéder à une coupe de bois, elle marqua le chêne de Quillacq pour l'abattage. Mais il fallut promptement révoquer l'ordre donné, car on fut averti que les populations voisines très surexcitées se disposaient à faire un mauvais parti à celui qui aurait osé porter sur cet arbre, objet du respect de tous, le premier coup de hache sacrilège.

Le chêne de Quillacq reçoit tous les jours d'assez nombreuses visites, mais à une certaine époque de l'année, dans la nuit du 23 au 24 juin, il est l'objet d'un pèlerinage tout spécial auquel prennent part,

(1) A supposer même que la pression exercée ne fût pas suffisante pour faire siphon, la présence de l'eau s'expliquerait encore d'une façon toute naturelle par un effet de capillarité, étant donnés ce que nous avons dit plus haut de la nature spongieuse et de l'état de décomposition de l'intérieur du tronc.

non-seulement les populations des communes avoisinantes, mais encore des gens venus de fort loin dans le pays, des Basques même (nous en avons rencontré par bandes de 50 et plus) qui descendent de leurs montagnes et ont à cœur de se trouver à minuit sonnant au pied du chêne révéré pour y faire leurs dévotions. Cet arbre, objet d'un culte si primitif et qui remonte si haut, est indifféremment appelé dans le pays *arbre des douleurs, arbre des fées, arbre de saint Jean ;* nous dirons un peu plus loin d'où lui vient, à notre avis, cette dernière appellation. Les deux premières n'ont besoin ni d'explication ni de commentaires.

Le culte des arbres, des rochers, des fontaines, se perd dans la nuit des temps et se rattache aux traditions les plus anciennes des races Indo-européennes. On le voit apparaitre dans les souvenirs les plus reculés que nous possédions du druidisme des Galls et des Kymris, du culte Mithriaque des Iraniens, de celui que professaient les Aryo-Pélasges pour toutes les forces de la nature divinisée. Quelques indices, rares il est vrai et auxquels il ne faut pas accorder plus de valeur qu'ils n'en méritent, sembleraient démontrer que ces superstitions ont été importées en Europe par des populations préhistoriques. Ce qu'il y a de certain c'est que, consacrées par leur ancienneté même, imprimées en caractères indélébiles dans la mémoire si tenace du peuple, elles ont triomphé des combats que l'Eglise n'a cessé de leur livrer pour les anéantir, qu'elles ont traversé le cours des âges et qu'elles se sont perpétuées jusqu'à nous.

Aussi, dès le premier temps du christianisme, dans l'impossibilité où on était d'arrêter le torrent qui entraînait les esprits vers ces pratiques condamnables, l'Eglise sût-elle tourner habilement la difficulté et fit acte de très bonne politique en consacrant au nouveau culte tout ce qui, à un titre quelconque, avait été l'objet de la vénération du culte ancien. Il ne faut pas, à notre avis, chercher d'autre origine à la cause qui fit que tant d'arbres, tant de rochers, tant de fontaines, plus ou moins miraculeuses furent placés sous le patronage des saints de la foi nouvelle. C'est ainsi qu'à Dax, sur l'emplacement du temple de Junon-Lucine fut élevée l'église consacrée à Bienheureuse Vierge Marie (1); c'est pour la même raison que le chêne de Quillacq fut placé sous le vocable de St-Jean parce que sa fête se célèbre le 24 juin et qu'elle tombe aux environs du solstice d'été que les Druides, suivant en cela des traditions de races plus vieilles que leur religion même, célébraient avec une solennité extraordinaire. La tradition va jusqu'à prétendre que notre chêne a vu s'accomplir sous son ombre quel-

(1) Dompnier de Sauviac. — *Chronique de la Cité et du diocèse d'Acqs.*

ques-unes des sanglantes cérémonies de la religion d'Æsus et de Teutatès.

Les feux que l'on allume encore aujourd'hui dans nos campagnes à la Noël et à la St-Jean pour célébrer la venue de Celui qui fut la lumière et la fête de son Précurseur, symbolisaient autrefois les deux grandes fêtes solstitiales, ces deux solennités du culte mithriaque des Aryens et ces fêtes n'étaient elles-mêmes que des mythes du culte du feu, importé dans la Gaule par ses premiers envahisseurs.

A cet ancien culte du feu se rattachent, dans notre contrée, certaines traditions et certaines pratiques qui démontrent bien leur origine Aryenne, et celle du chêne de Quillacq en est certainement une des plus curieuses.

Ces traditions sont aussi vieilles sans doute que les premiers conquérants de notre patrie. Nous avons cru qu'à ce titre elles méritaient de fixer quelques instants l'attention de l'archéologue et du penseur.

---

# LES ÉGLISES

**Saint-Vincent — La Cathédrale — Saint-Paul**

---

## SAINT-VINCENT

Dax, l'antique capitale des Lannes avait autrefois

un siège épiscopal. Son premier évêque fut Saint-Vincent-de-Xaintes, devenu le patron de la ville, et le dernier Monseigneur Le Quien de Laneuville.

La première cathédrale, bâtie sur le tombeau de St-Vincent, occupait l'emplacement de l'église actuelle qui porte le nom de ce saint martyr. Démolie une première fois par les Visigoths, elle fut reconstruite par l'évêque Gratien, en 506. Le temps ne nous a pas conservé de restes de cette basilique. Cependant nous verrons plus tard, en décrivant le portail de l'église de Œyreluy, que les matériaux avec lesquels on l'a construit proviennent, très probablement, de cette première cathédrale Mérovingienne.

Cette basilique fut détruite par les Normands et ne fut relevée de ses ruines qu'à la fin du Xe siècle, sous le pontificat de Gombaut. Il reste de cette troisième église assez de murs pour pouvoir en dresser le plan. La porte d'honneur se voit encore dans l'intérieur du clocher actuel et son tympan est orné d'un magnifique christme qui constituait d'après les auteurs anciens, les armoiries de la famille de Navarre au Xe siècle. Or, on sait que l'évêque Gombaut appartenait à cette famille royale.

Cette cathédrale fut démolie en 1575 et elle a été remplacée depuis par une construction qui n'offre rien d'intéressant.

Après avoir visité le christme sous le clocher et lu en passant de curieuses inscriptions, marquant sur les dalles la place où les principales familles de la paroisse avaient seules le droit de s'agenouiller, on examinera avec soin le curieux tombeau de St-Vincent, placé en dessous de l'autel qui se trouve à droite du maître autel.

Ce tombeau, d'après M. Léon Palustre, est de deux époques distinctes : sa cuve en marbre blanc date au moins de l'époque carlovingienne et est peut-être plus ancienne, tandis que le couvercle avec son gisant, représentant la statue d'un évêque, est évidemment de la fin du XII<sup>e</sup> ou du commencement du XIII<sup>e</sup> siècle.

## LA CATHÉDRALE

Les successeurs de Gombaut jugèrent prudent de transférer leur siège dans l'intérieur de la ville. Une vieille église sous le vocable de Notre-Dame, construite en 511 par l'évêque Maximus devint cathédrale, et fut remplacée au XIII<sup>e</sup> siècle, sur le même emplacement, par une magnifique cathédrale gothique.

Cette basilique devait être splendide, si on en juge par ce qui en reste, c'est-à-dire le porche, les contreforts du côté du jardin de la sacristie, la sacristie elle-même, et surtout la magnifique porte à l'Ouest. C'est, d'après M. Palustre, le seul portail de ce genre que l'on rencontre au sud de la Loire. Dans le bas, le Christ docteur est placé au milieu des douze apôtres. Le sauveur appuie ses pieds sur un lion, et ce lion est accroupi sur un chapiteau en forme de dais. La partie inférieure du monument était autrefois enterrée ; elle est aujourdui dégagée. Les statues des apôtres ont $1^{m}90$ de haut.

Le linteau représente la Résurrection, le Jugement, l'Enfer et le Paradis. La Résurrection est représentée par des morts sortant de tombeaux ordinaires et aussi, chose qu'on n'a pas signalé ailleurs, par des hommes sortant d'urnes funéraires.

A droite sont placés les élus : des moines, des vierges avec des bouquets à la main, un homme et une femme, représentant l'état de mariage, un prêtre et d'autres personnages, représentant l'état ecclésiastique, etc.

A gauche, on voit un horrible démon entraînant trois damnés et divers autres sujets d'une lecture facile ; l'un d'eux mérite une mention spéciale : c'est une vaste chaudière pleine de réprouvés et des diables qui attisent et qui soufflent le feu qui est en dessous.

Au milieu du tympan devait se trouver le Christ juge, ayant à ses côtés, comme à Sorde, deux anges tenant l'un le soleil, l'autre la lune. Dans le bas on voit la Sainte Vierge et Saint Jean et entre ces deux statues, un ange tenant une balance dans laquelle il pèse les âmes ; un diablotin fait des efforts pour faire pencher la balance de son coté.

Les six voussures de l'archivolte sont ornées de véritables chapelets de statuettes. Celles de la plus rapprochée du tympan représentent des anges et celles de la seconde des femmes nimbées, assises, ayant des livres à la main ; celles de la troisième figurent les vierges folles et les vierges sages de l'Evangile ; la quatrième est consacrée aux évêques et aux docteurs et la cinquième aux martyrs, on y reconnait entr'autres, St Laurent et son gril ; la sixième est semblable à la première.

Ce portail a été récemment classé parmi les monuments historiques. Il va être déplacé et appliqué contre le transept sud de la cathédrale actuelle.

L'église gothique s'écroula au mois de janvier 1646.

Aussitôt l'évêque Jacques Desclaux et le chapitre se mirent à l'œuvre pour en construire une nouvelle, qui est celle qu'on restaure aujourd'hui. Le plan adopté fut, à peu de chose près, celui de St Louis de Paris, avec cette différence que l'ordre ionique fut préféré à l'ordre corinthien.

Ce plan quoique simplifié en 1661, avait été fait en 1647 ; il est donc impossible de l'attribuer comme on l'a fait, à Vauban, qui n'avait que 14 ou 15 ans au moment de sa confection. On pourrait, tout au plus, prétendre qu'il fut consulté pour les modifications qu'on fit subir à ce plan en 1661.

La basilique grecque fut livrée au culte le jour de

la Pentecôte, 1719. Pas plus qu'aujourd'hui elle n'avait de clocher. On va en construire deux très prochainement.

## SAINT-PAUL

L'église de Saint-Paul-lès-Dax est située sur un plateau, à deux kilomètres environ du centre de la ville. Elle dessert à la fois la commune rurale qui porte son nom et tout un quartier populeux dépendant de Dax.

Elle fut primitivement construite sur l'emplacement et avec les matériaux provenant d'un temple romain. Cette première église qui datait de la fin du IVe ou du commencement du Ve siècle avait, comme toutes celles de la même époque, sa confession ou sainte grotte renfermant les tombeaux de quelques martyrs.

Cette crypte existait encore au siècle dernier. La géographie de Büsching contient en effet le curieux passage suivant :

« Derrière l'église de St-Paul-lès-Dax, à l'opposité « de la ville, est une spélunque ou caverne voûtée, « qui renferme trois tombeaux de marbre antique, « qu'on a regardés comme merveilleux, à cause « d'une certaine mesure d'eau qui s'y trouve cons« tamment. *Les auteurs philosophes en attribuent* « *la cause au flux de la mer qui n'en est éloignée* « *que de 5 lieues et qui doit y communiquer par*

« *des voies souterraines et des espèces d'aqueducs*
« *spongieux.* »

La spélunque n'existe plus, mais les tombeaux ont été retrouvés dans le voisinage de l'Eglise : l'un d'eux est au Musée de Borda. Il est évidemment de l'époque dite Carlovingienne.

Après avoir successivement été démolie et reconstruite plusieurs fois, l'église de St-Paul fut de nouveau bâtie au XIIe siècle avec des matériaux empruntés à des monuments plus anciens. C'est ce qui nous a valu la conservation des magnifiques bas-reliefs qui ornent son abside et qui font l'admiration de tous les connaisseurs.

Ils sont Carlovingiens. M. Léo Drouyn fut frappé *de leur beauté et de leur originalité* et il ne put, dit-il, résister au désir d'en envoyer la description à M. de Caumont qui la publia dans le Bulletin Monumental de 1856.

Depuis, M. Dufourcet en a étudié le symbolisme avec l'aide du R. P. Labat, savant jésuite trop tôt enlevé à la science. (1)

Le clocher et le porche de l'église de St-Paul sont du XVe siècle.

---

Il y avait, à Dax plusieurs autres églises ou chapelles, sur lesquelles on pourra trouver des

(1) Voir le Bulletin du Congrès de Dax, 1882.

renseignements historiques, dans un mémoire publié par M. Dufourcet dans le *Bulletin de la Société de Borda*, année 1879.

L'ancien évêché a été transformé en Hôtel-de-Ville.

Le Palais de Justice a été construit en 1854 sur le cloître du Collège des Barnabites dont les bâtiments sont aujourd'hui affectés à l'école laïque, après avoir servi de mairie, de sous-préfecture, de tribunal et de théâtre.

Le théâtre nouveau occupe avec l'hôtel des postes, la maison d'arrêt et l'arène des courses aux taureaux les terrains où se trouvaient autrefois le couvent, le jardin et le cimetière des Cordeliers.

L'Ecole normale et celle dirigées par les Frères sont établies dans l'ancien couvent de Ste-Ursule.

Celui des dames de Sainte-Claire, situé près de l'église Saint-Vincent appartient aujourd'hui aux Dominicaines.

On peut voir dans la rue des Carmes la façade de l'ancienne église du couvent des religieux qui lui ont valu son nom.

Celui des Capucins, après avoir servi longtemps de caserne, est occupé par les Sœurs de la Croix qui y ont une asile et un établissement d'éducation.

Le Collège a été construit au commencement du siècle dernier : c'était autrefois le Grand Séminaire.

L'hòpital date aussi du siècle dernier, mais de la fin.

Il y a en ville de fort belles maisons anciennes dont plusieurs affectent la forme classique de l'hôtel. Mais une seule présente quelqu'intérêt au point de vue archéologique : elle est située dans la rue Cazade et appartient à MM. Davezac de Castéra et de Prémonville. C'est dans cet hôtel qu'est descendu le cardinal Mazarin le 21 juillet 1659. Il appartenait alors à M. de St-Martin-d'Agés qui eut l'honneur l'année suivante, le 30 avril 1660, de donner l'hospitalité à la reine Anne d'Autriche.

---

Au discrédit jeté sur le département des Landes par des écrivains à imagination trop mélancolique, on pourrait croire, dit M. Massicault, dans son « *Guide de l'étranger à Dax et aux environs* » (1), que les promenades et les excursions ne sont pas possibles dans un pays que, pour le caractériser en peinture, les auteurs d'une carte de France n'ont pas hésité à représenter sous la forme d'un pâtre monté sur des échasses et revêtu de la traditionnelle peau de mouton.

Mais, ajoute avec raison le même auteur, si ce tableau est vrai pour quelques parties du départe-

(1) Guide illustré de la station thermale de Dax et de ses environs publié par M. H. Massicault. Bordeaux imprimerie centrale A. de Lannefranque, 1872-1873.

ment, il ne peut être accepté pour la vallée de l'Adour, au centre de laquelle se trouve la ville de Dax, ni pour ce magnifique *pays de la Chalosse*, si accidenté et si bien cultivé (1).

Aussi n'aurons-nous pas de peine à indiquer aux baigneurs de Dax des promenades et des excursions charmantes, dans lesquelles les archéologues, les naturalistes, les géologues, les minéralogistes et même les amateurs de la belle nature et les simples curieux trouveront à satisfaire leur goût, chacun dans sa spécialité.

---

## BERCEAU DE SAINT VINCENT DE PAUL ET BUGLOSE

**Maison dans laquelle Saint-Vincent-de-Paul naquit le 24 avril 1576** (2)

**L'Eglise de « l'Œuvre du Berceau de St-Vincent »**

**Hospice**

---

Dans plusieurs provinces du midi de la France, il

(1) On appelle la Chalosse toute la contrée située sur la rive gauche de l'Adour.

(2) Pour visiter la maison, s'adresser au concierge dont le logement fait face à la porte d'entrée de la maison de Saint-Vincent-de-Paul.

est d'usage de donner un nom particulier à chaque maison. C'est ainsi que la maison dans laquelle naquit St-Vincent-de-Paul s'appelait Ranquines.

Comme il arrive assez souvent dans le pays, la maison avait donné son nom au hameau dans lequel elle se trouvait; voilà pourquoi la bulle de canonisation de Saint-Vincent-de-Paul le fait naître au hameau de Ranquines, de la paroisse de Pouy (diocèse de Dax).

Cette maison, bâtie sur le plan de toutes les maisons du pays, se compose d'un rez-de-chaussée et d'un grenier qui etait destiné à recevoir les différentes récoltes de la petite propriété dépendant de Ranquines.

Le rez-de-chaussée comprend une grande pièce dans laquelle s'ouvre la porte d'entrée ; cette pièce, la plus grande de toutes, c'est la cuisine ; deux portes qui sont dans la cuisine s'ouvrent l'une dans la chambre où est né St-Vincent-de-Paul; l'autre, dans une chambre réservée à l'aîné qui se mariait dans la maison. Ces deux chambres et la cuisine occupent ensemble la première moitié de la maison sur le devant, l'autre moitié étant divisée dans le sens de la largeur : 1° en deux chambres qui étaient : l'une la chambre des filles, l'autre, la chambre des garçons ; 2° en une écurie ou grange qui occupe toute la largeur de la maison et dont la toiture se termine en plan très incliné...

Mais il est un appartement plus particulièrement intéressant, c'est la chambre dans laquelle est né St-Vincent. En lui laissant le cachet de pauvreté et de simplicité qui sera toujours son plus bel ornement, on l'a transformé en petite chapelle.

L'autel est aussi modeste que la maison elle-même ; mais on l'a enrichi par les souvenirs que l'on y a réunis.

Le crucifix de l'autel est le crucifix que St-Vincent eût dans sa chambre à St-Lazare pendant toute sa vie. On voit encore, dans des vitrines au-dessus de l'autel, la doublure des manches de sa soutane et un rideau de son lit. Une vitrine qui occupe tout le dessous de l'autel, renferme un plâtre reproduisant les traits de St-Vincent, le jour de sa mort, une paire de souliers, du linge ayant servi à panser les plaies de ses jambes, son cilice, un morceau de la soutane avec laquelle il fut enseveli.

L'Eglise est bâtie entre l'arbre et la maison, mais sur un plan plus reculé. (1) L'architecture en est un peu lourde, ce qui s'explique par le soin que l'on a pris, conformément au programme imposé à l'architecte, de reproduire le style et l'ordonnance des édifices religieux du XVI$^{e}$ siècle, qui fut celui de la

(1) Cette chapelle a été bâtie sur les plans donnés par M. Gallois, architecte de Paris. M. Sanguinet, architecte de Dax, a été chargé de diriger les travaux qui ont été exécutés par M. Gischia, de Dax.

naissance de Vincent. A l'extérieur, le regard est arrêté par la belle statue en pierre du saint, admirablement modelée dans la pose traditionnelle attribuée au Père des pauvres et des orphelins. Cette statue, taillée à Paris et placée au-dessus de la principale porte d'entrée, pèse 2.300 kilogrammes : la sculpture se distingue par le fini de la tête et par l'expression touchante des traits qui ont pris la souplesse de la chair sous le ciseau du maître. Au-dessous de la statue et dans le tympan du fronton se trouvent, sculptées en bas-relief, trois figures représentant la Foi, l'Espérance et la Charité. Ce bas-relief est fort beau : l'expression, les poses, la disposition des draperies, ne laissent rien à désirer. On lit au bas du groupe formé par les vertus théologales : *Pertransiit benefaciendo*. Plus bas encore et tout-à-fait au-dessous du fronton se trouve gravée l'inscription suivante indiquant la date de la dédicace, qui correspond à celle de la naissance du Saint :

ANNO DOMINI MDCCCLXIV DIE XXIV MENSIS APRILIS
HOC SACELLUM D. O. M. FUIT SOLEMNITER DEDICATUM
IN MEMORIAM ORTUS S. VINCENTII A PAVLO.

Un deuxième bas-relief, également en pierre, mais de couleur bronzée, représente Vincent de Paul berger. Toutes ces sculptures, y compris la statue, sont traitées d'une façon magistrale : elles sont dues au ciseau de M. Froget, statuaire à Paris. — Le chiffre de St Vincent (S. V.) est placé entre deux guirlandes de chaque côté dela porte. — La chapelle a la forme d'une croix latine ; la couverture en zinc est surmontée d'une croix dorée. Chaque branche de la croix est pourvue à son extrémité d'une campanile avec sa cloche : l'une de ces cloches porte le nom de *Saint Vincent-de-Paul*, et l'autre celui de *Notre-Dame de Buglose*.

Lorsqu'on entre dans l'Eglise, l'œil est ébloui par la richesse et la variété de sa décoration, qui rappelle, comme à l'extérieur, le siècle de la renaissance. L'autel principal, tout entier en marbre blanc, est sorti des ateliers de M. Géruzet, de Bagnères. Il est élevé de trois marches et fermé par une grille circulaire en fer doré. C'est là que sont placées les reliques de Saint Vincent de Paul avec la châsse qui les renferme. L'effet produit par cet autel est délicieux : il est élevé de quelques marches au-dessus du pavé de la nef. Deux autres autels sont placés dans les ailes de l'édifice. — La coupole, splendidement peinte, représente l'apothéose de Saint Vincent de Paul et son ascension triomphante à travers les nues. Au-dessus et au-dessous de la corniche règnent des décorations sans nombre, enluminées de dorures, ainsi que les murailles : parmi ces décors, aussi variés de forme que de couleur, on remarque quatre sujets représentant la

Foi, l'Espérance, la Charité et la Justice. Ces figures, parfaitement encadrées, ont un relief surprenant : elles rayonnent aux quatre angles de la voûte au-dessus de l'autel principal.

Les vitraux sont également très remarquables à raison surtout des médaillons peints qui se trouvent au centre des panneaux. Huit fenêtres, sur neuf, sont ornées de trois médaillons chacune ; lesquels forment en tout vingt-quatre groupes représentant autant de sujets tirés de la vie du Saint. Ces miniatures ne seraient, dit-on, que la reproduction en petit de 24 grands tableaux appartenant à la maison des Lazaristes de Paris. Au fond de la chapelle, et de chaque côté de la tribune de l'orgue se trouvent deux toiles de grande dimension dont l'une représente le jeune Vincent agenouillé devant la Vierge, et l'autre reproduit un acte charitable de son enfance. Toutes les peintures en général, notamment celles de la coupole et des quatre pendentifs, sont dues au pinceau de MM. Icard et Carlier, artistes de Paris : elles témoignent de l'habileté de ceux qui les ont conçues et exécutées.

Près de l'autel principal, et se faisant face l'un à l'autre, sont posés quatre socles supportant chacun la statue d'un Saint Vincent : St-Vincent-de-Xaintes, St-Vincent-de-Saragosse, St-Vincent-de-Lerins et St-Vincent Ferrier ; en un mot, les quatre patrons de notre Saint Vincent. Les sculptures de l'intérieur de la chapelle ont été faites par M. Lagrolle. Toute la menuiserie est l'œuvre exclusive d'un frère lazariste fort habile, mais trop modeste pour être nommé. — La sacristie est placée en dehors de l'église, derrière le chœur. On y arrive par un couloir fermé d'une porte au-dessus de laquelle sont peintes les armoiries des trois évêques qui ont concouru à l'érection du monument : Mgr Lanneluc, Mgr Hiraboure et Mgr Epivent. Un caveau, formant crypté, dont l'ouverture est à l'entrée de la sacristie, est pratiqué sous le chœur.

---

## CHÊNE DE SAINT VINCENT DE PAUL

Le chêne de Saint Vincent de Paul a pris, lui aussi, le caractère d'un vrai monument. Son ombrage n'a-t-il pas abrité l'enfance et les premiers jeux de Vincent ; n'a-t-il pas été le témoin de ses prières et de ses aumônes ? Cet arbre vénérable est remarquable par sa grosseur et par sa vieillesse ; mais cette vieillesse est pleine de sève et quoique le tronc, creusé par l'action du temps, ne vive plus que par son écorce, il pousse encore des jets vigoureux pittoresquement ramifiés qui forment comme une couronne de jeunesse autour de sa tête chenue. Il est entouré d'une grille de fer destinée à le protéger contre les pieuses mutilations des visiteurs. Une ancienne légende prétend que les chênes des environs ont été plantés par St-Vincent ; aussi sont-ils généralement respectés. On ne saurait douter de l'ancienneté de cet arbre, qui, d'après l'évaluation des hommes les plus autorisés et les plus compétents, compte au moins sept siècles d'existence. Dès l'enfance de Vincent, il était creusé par le temps qui en avait dévoré les premières couches ligneuses. L'enfant avait changé en oratoire le flanc entr'ouvert du Chêne et c'est là qu'il aimait à prier, en s'agenouillant aux pieds de la statuette de la Sainte Vierge qu'il y avait placée.

Pieuses pratiques, qui, nourries sans doute par ses fréquentes visites à Buglose, dont le sanctuaire vénéré était alors en ruines, furent les premières causes de sa tendre piété envers la Sainte Vierge.

Or, un jour, comme il priait dans son petit sanctuaire du vieux chêne, un pauvre approcha de l'enfant et lui demanda avec confiance la charité ; Vincent court aussitôt vers sa maison qui n'est distante que de quelques mètres ; il revint portant dans ses mains la bourse qui renfermait sa fortune : trente sous, et il les donne au pauvre mendiant ; c'était bien une fortune pour un enfant !

Ce trait de la vie de Saint Vincent a été reproduit par un artiste de mérite, en une belle sculpture, formant bas-relief, et placée au-dessus de la porte principale de la Chapelle du Berceau.

Une inscription empruntée à l'Evangile, interprète très heureusement la grande pensée qu'inspire cette scène touchante : *Quis putas puer iste erit?* Que pensez-vous que sera cet enfant ?

Bien des générations ont passé sous le Chêne de Saint Vincent. Fidèles au souvenir de l'illustre enfant qu'il abritait, il y a trois siècles, grands et petits s'y sont donné rendez-vous. Les feuilles de ce chêne, conservées comme un pieux souvenir, ont été emportées jusqu'aux extrémités du monde. D'illustres visiteurs sont venus vénérer la trace et le souvenir du saint qu'il rappelle. C'est sous le dais naturel qu'offre son feuillage que fut reçue en 1823 la duchesse d'Angoulême accompagnant son époux qui se dirigeait vers la frontière d'Espagne. En 1828, la duchesse de Berry venait vénérer la mémoire de Saint Vincent, et, en guise de fleurs, elle recevait une branche du chêne; quelques années plus tard c'était le duc d'Orléans ; ce prince ne croyait pas qu'il fut permis au fils aîné d'un roi de France, de ne pas s'incliner devant la mémoire de celui qui fut le meilleur conseiller des rois.

Chaque année, lorsque vient l'anniversaire de la naissance de Saint Vincent, un autel s'élève sous le chêne; on y célèbre la Messe et l'on y redit les vertus de la gloire du Saint.

Henri IV et St-Vincent-de-Paul ont été contemporains. Le meilleur des rois, dit un biographe, méritait bien de voir et d'entendre sous son règne le meilleur des hommes. Nos montagnes et nos landes peuvent se glorifier d'avoir vu naître presque en même temps un roi et un pauvre prêtre dont l'un fut la gloire du trône, et l'autre, celle du sacerdoce et de l'humanité !

---

L'Hospice est construit dans le même style, mais tout en lui conservant ce cachet, on a eu soin de s'en tenir aux lignes et aux formes les plus simples.

L'Œuvre du Berceau de St-Vincent de Paul a pris depuis quelques années un développement considérable et comprend aujourd'hui :

1° Les prêtres de la Congrégation de la mission, chargés du service de l'aumônerie et de la Chapelle ouverte au public, de l'instruction religieuse et de l'éducation des garçons ;

2° Les Filles de la Charité de Saint Vincent de Paul, chargées de tous les soins hospitaliers à donner aux vieillards ou infirmes, de l'instruction et l'éducation des orphelines et des différents services qui comportent les œuvres réunies au Berceau de Saint Vincent de Paul ;

3° Les vieillards, hommes et femmes ;

4° Les orphelins ;

5° Les orphelines ;

6° L'école professionnelle qui comprend les différents ateliers dans lesquels les orphelins, après leur première communion, commencent et achèvent leur apprentissage ;

7° L'école secondaire libre, où les orphelins plus intelligents peuvent faire toutes leurs études, jusqu'à la Rhétorique inclusivement. Cette école est plus spécialement destinée à élever des enfants pauvres qui se destinent à l'état ecclésiastique ;

8° L'école primaire libre qui est gratuite pour les filles du village.

De nombreuses constructions ont été élevées et occupent la place qui leur était réservée dans un plan d'ensemble. Ce plan a pu se prêter à toutes les exigences du développement qu'ont pris les œuvres du Berceau.

## BUGLOSE

A 5 kilomètres de St-Vincent-de-Paul se trouve Notre-Dame de Buglose célèbre par les nombreux pèlerinages qui s'y font toute l'année. On y visitera l'ancienne chapelle, la source miraculeuse et la magnifique église de date récente élevée au milieu de ce modeste village avec lequel elle offre un frappant contraste. Bien comprise dans son architecture elle est très bien décorée intérieurement.

En revenant on pourra visiter les forges de Pouy, établissement métallurgique vaste et important.

---

## TERCIS (1)

## ŒYRELUY

Tercis est un petit village situé à sept kilomètres sud-ouest de Dax.

Si l'on suit la route de Dax à Bayonne par Port-de-Lanne, on remarque en face du septième kilomètre une belle avenue à l'extrémité de laquelle apparait l'établissement connu dans le pays sous le nom de Labagnère.

Les eaux de Tercis avaient une grande importance au moyen-âge. Au retour de la Terre Sainte, les pieux guerriers des Croisades avaient importé la lèpre en Europe. Et sous ce nom, on confondait très certainement une foule de maladies de la peau ; car les descriptions de la lèpre données par les anciens auteurs rappellent une maladie : l'Eléphantiasis des Grecs qui n'est pas contagieuse et la lèpre avait ce caractère que l'on reconnaît aujour-

(1) Notice sur les eaux de Tercis, par Félix Coudanne.

d'hui à d'autres maladies cutanées. Le mal prit de telles proportions qu'on dût établir des hôpitaux spéciaux, espèces de casernes, où furent entassés les lépreux que la rigueur des lois de l'époque calquées sur celles de Moïse, chassait de la société. On fonda un de ces hôpitaux nommés léproseries auprès des sources de Tercis. Ces malheureux proscrits de la société étaient soumis à l'usage des eaux. On peut voir encore des pans de mur, restants de ce vieux monument, et l'on montre la place qu'occupaient la chapelle et le cimetière.

Au siècle dernier, M. Borda d'Oro, naturaliste célèbre né à Dax, fit reconstruire l'établissement.

Les eaux sont captées dans un vaste bassin recouvert et compris dans le bâtiment des bains. Le débit de la source, d'après MM. Thore et Meyrac, serait de 148,000 litres par vingt-quatre heures. D'après M. le docteur Massie, qui a refait le jaugeage, il ne serait que de 97.920 litres par jour.

L'eau prise à la source ou à la cannelle qui sert d'écoulement au trop-plein, dégage une odeur sulfureuse bien tranchée ; mais après quelque temps d'exposition à l'air, cette odeur disparaît.

La température de l'eau est de 37° 5.

Par sa composition chimique, elle appartient à la classe des eaux *chlorurées-sulfurées* et doit être rangée à côté des eaux d'Uriage, de Challes, d'Aix la Chapelle.

En voici l'analyse :

| | Eau : 1 litre. | |
|---|---|---|
| Hydrogène sulfuré libre . . . | 1 cc | 819594 |
| Chlorure de sodium. . . . . . | 2 gr. | 1652 |
| id. de magnésium . . . | 0 | 1127 |
| id. de calcium. . . . . . . | 0 | 0173 |
| Silicate de soude . . . . . . . . | 0 | 0623 |
| Sulfate de soude. . . . . . . . | 0 | 0290 |
| id. de chaux. . . . . . . . . | 0 | 0935 |
| id. de magnésie . . . . . | 0 | 0085 |
| Bicarbonate de chaux . . . . . | 0 | 1357 |
| id. de magnésie . . . | 0 | 0123 |
| id. d'ammoniaque . . | 0 | 000813 |
| id. de lithine. . . . | Traces. | |
| id. de fer. . . . . . . | Traces. | |
| Borates. . . . . . . . . . . . . . | Traces. | |
| Phosphates. . . . . . . . . . . | Traces. | |
| Alumine . . . . . . . . . . . . | Traces. | |
| Iodure alcalin . . . . . . . . . | Traces notables | |
| Matières organiques . . . . . . | 0 | 1030 |
| Total . . . . . | 2 gr. | 7402 |

La minéralisation à deux prédominances de ces eaux, ayant chacune une signification thérapeutique importante, les rend précieuses à la fois contre le *lymphatisme* et l'*herpétisme*. Ces deux diathèses constituent la véritable spécialisation de cette localité thermale.

Tercis était situé sur une voie romaine de second ordre et juste à trois lieues gauloises de Dax; c'est ce qui lui a valu son nom indiquant cette distance : *Tertiis leucis*.

En allant à Tercis, on pourra visiter, en passant, la petite église de Œyreluy où on verra, sans contredit, le portail le plus ancien et le plus curieux qui existe dans toute la contrée.

Cette porte a 2 mètres 15 centimètres de haut, sur 1 mètre 30 centimètres de large. Elle est surmontée d'un tympan en plein cintre, de 0m 65 cent. de rayon et d'une archivolte, également en plein cintre, mais sans ornements ni moulures.

Le tympan est supporté par deux colonnettes adossées contre des pieds-droits qui ne sont ornés que d'une cannelure des plus simples; partant de la plinthe, cette moulure forme, à la fois, le socle des pieds-droits et des colonnes et se termine en biseau à mi-hauteur de la corbeille des chapiteaux.

Ces chapiteaux ont une forme et des proportions extraordinaires : leur corbeille a 0m 35 cent. de haut et leur tailloir, qu'on dirait être un second chapiteau d'une ornementation toute différente, a une hauteur presqu'égale, soit 0m 35 cent.

Les corbeilles, qu'à première vue on prendrait pour des chapiteaux complets du XIe ou du XIIe siècles, rappellent par leur forme et leur ornementation ceux de l'abside de St-Paul. Comme eux elles sont historiées et couvertes de sculptures bizarres.

Le chapiteau de gauche est orné, sur le côté extérieur, de deux animaux superposés, ressemblant plus ou moins à des ours, dont le corps seul se voit de ce côté, se replie pour venir présenter la tête sur la face intérieure de la corbeille et menacer de leur gueule ouverte, un homme qui se trouve pris entre quatre bêtes semblables : car deux autres animaux sortent également en se repliant du côté du chapiteau qui est empâté dans la maçonnerie intérieure de la porte. C'est la représentation la plus primitive que l'on connaisse du tableau biblique de *Daniel dans la fosse aux lions*.

La corbeille de droite présente sur le côté une sorte d'oiseau à tête humaine et sur sa plus grande face un quadrupède fantastique à tête de femme dont les jambes se terminent en moulures contournées ressemblant à celles des tailloirs.

L'ornementation des deux tailloirs est tout ce qu'il y a de plus classique comme Mérovingien. Ils semblent être une imitation, presqu'une copie, de certaines moulures de la crypte de St-Seurin de Bordeaux.

La face externe de celui de droite est occupée, à ces deux extrémités, par des feuillages qui rappellent ceux qu'on voit au Musée de Lyon et qui proviennent de saint Irénée.

Le tympan est encore ce qu'il y a de plus remarquable et de plus antique dans cette porte, faite comme beaucoup de monuments de l'époque romane *de pièces et de morceaux provenant de monuments plus anciens.* Sa partie inférieure porte une sculpture en forme de plate-bande, d'une hauteur de 0,32c qui se répète sur le dessous et qui, le croyons-nous, équivaut à une véritable date.

Elle se compose, en effet, uniquement de triples moulures, en rond, entrelacées, moins compliquées mais rappelant celles de saint Pierre de Vienne, de Bayon (Gironde) et de saint Irénée de Lyon. Ce sont, en un mot, ce que tous les archéologues désignent sous un nom devenu classique, *des entrelacs Mérovingiens.*

Au centre du tympan, ou plutôt un peu plus vers le haut que vers le bas, on remarque un superbe *monogramme du Christ,* placé dans un cercle à double moulure, d'un diamètre de 0,25c environ. Il se compose du X grec (ch), dont les deux branches sont recourbées de façon à faire la lettre *ro* (r); le t est formé par une petite croix, placée au centre des deux bras supérieurs du X et qui parait sortir de la bouche d'un agneau qui, lui-même, par sa position relevée en arrière et la courbure de son dos, semble dessiner un *u;* la lettre S est figurée par les contorsions d'une bête féroce qui se démène dans les efforts d'une rage impuissante entre les bras inférieurs du X.

Un A, qui n'a rien de l'Alpha grec, est suspendu à

la boucle du bras droit de ce même X. Ce serait pour le P. Labat l'A initial du mot *Amor* et non pas un *Alpha*, car il n'y a point d'oméga.

M. Dufourcet croit que ce christme ne peut provenir que de la démolition de la cathédrale bâtie en 506 par l'évêque Gratien sur le tombeau de St-Vincent de Xaintes (1).

Un autre christme, très primitif, qu'on peut voir dans une propriété nommée *Piton*, à moitié chemin entre Dax et Tercis, aurait aussi probablement la même provenance (2).

Dans cette première excursion les archéologues préhistoriciens pourront ramasser sur l'emplacement de l'ancien hippodrome des silex taillés et, peut-être même, des haches polies. On y en a déjà trouvé 70 ou 80 ; et les géologues ne manqueront pas de visiter les magnifiques carrières du Vimport où ils pourront étudier tous les étages du crétacé et constater de curieux effets du soulèvement qui a accompagné l'apparition de l'ophite.

---

(1) Bulletin de la Société de Borda, années 1881 et 1882.

(2) Bulletin de la Société de Borda, années 1876-1877.

# LES SALINES

## ST-PANDELON — CAGNOTTE — PEYREHORADE SORDE — ARTHOUS — BIDACHE

A 1,500 mètres de la ville, à gauche de la route de Peyrehorade, on voit, tout d'abord, un grand établissement récemment construit, avec deux immenses cheminées d'usines. Ce sont les Salines à la création desquelles a donné lieu la découverte du sel gemme, faite dans les fossés des remparts de Dax, par M. Lorrin, qui cherchait l'eau chaude et qui, un beau jour, fut tout étonné de voir, après un orage suivi d'un grand soleil, les argiles bigarrées retirées par lui du sondage se couvrir d'une efflorescence blanche qui n'était autre chose que du sel.

Depuis, le sel gemme qui, on le sait, fait partie du cortège minéralogique habituel de l'ophite a été rencontré sur plusieurs autres points aux environs de Dax.

Il est regrettable qu'on ne donne que très difficilement l'autorisation de visiter les salines.

Après avoir traversé le quartier de la Torte, si riche en souvenirs gallo-romains, et passé sur un pont en bois jeté sur le Leuy, au pied d'un coteau surmonté par un vieux château qui fut autrefois la résidence d'été des évêques de Dax, on arrive sur le territoire de la pittoresque commune de St-Pandelon (5 kilomètres.)

Là, les géologues pourront s'arrêter pour étudier un des plus beaux massifs ophitiques de la contrée, et chercher à résoudre l'intéressante question de savoir si cette roche est sédimentaire ou d'origine ignée ?

Ils pourront aussi visiter un peu plus loin la carrière de calcaire du *Hour* et essayer d'y rencontrer des fossiles qui permettront, enfin, de savoir si ce calcaire et, avec lui nos sels gemmes, appartiennent au crétacé ou au jurassique. Ces deux opinions sont soutenues, chacune de leur côté, par des géologues distingués.

Plus loin les archéologues verront, en passant, l'ancien château de Haubardin de Luxembourg qui, au commencement du XVIe siècle, défendit Dax contre les Espagnols.

Les géologues pourront s'arrêter, de nouveau, à Bénesse-lès-Dax, au lieu dit *Marlérot* (9 kil.), pour voir un curieux gisement de calcaire nummulitique et de là, ils pourront se rendre à pied à *Gaàs* (12 kil.) où ils trouveront les faluns, devenus classiques, de Garanx, de Laplace, de Larrat, d'Espibos et de Lesbarits.

Pendant ce temps, les archéologues pourront les attendre à Cagnotte (14 kil.). où ils pourront voir les ruines d'une abbaye de Bénédictins fondée au IX^e siècle, détruite par les Normands, puis relevée et enrichie par la pieuse munificence de Raymond, comte d'Orthe.

Peyrehorade (22 kil.) est une ravissante petite ville située au pied du coteau d'Aspremont, tapissé de vignes et d'arbustes, dans une plaine fertile, arrosée par les Gaves réunis et entrecoupée de champs admirablement cultivés, de riches prairies et de bosquets verdoyants.

On y visitera l'église gothique nouvellement construite, les ruines de l'antique château des vicomtes d'Orthe et leur vieux donjon avec sa motte féodale.

Au milieu de la ville est le château de Montréal avec ses tourelles, sa cour d'honneur, et ses écuries circulaires.

C'est à Peyrehorade que l'on pêche les saumons si justement renommés du Gave. La pêche se fait surtout en avril et en mai à l'aide de filets tournants, mûs par des ailes qui ressemblent à celles d'un moulin à vent et que le courant de l'eau fait fonctionner jour et nuit, sans l'intervention de personne. Ces pêcheries curieuses à voir se nomment dans le pays des *bareaux*.

Sorde (25 kil.) mérite toute l'attention des visiteurs : c'est un vieux village, autrefois fortifié, qui était presqu'une ville. Son importance venait surtout de son abbaye dont il reste encore de beaux bâtiments et une magnifique église.

Cette église, d'après M. Cénac-Moncaut, d'accord avec M. Léon Palustre, a été construite au XII$^{e}$ siècle et remaniée au XIV$^{e}$. Il reste du XI$^{e}$ les trois absides avec leurs chapiteaux historiés et le portail du transept droit. Ce portail est très abîmé mais il devait être fort beau. On y voit, comme à celui de Mimizan, trois voussures ornées de sculptures. La première représente les vierges sages et les vierges folles que nous avons déja vues au portail gothique de la cathédrale de Dax ; la seconde, les douze mois de l'année comme à Mimizan. Un seul mois est encore parfaitement lisible : le mois d'octobre : il est figuré par un paysan qui conduit les porcs à la glandée ; la troisième contient les statues de douze personnages qui sont probablement les douze apôtres, ou peut-être, comme à Dax, des prophètes ou des martyrs ; ils sont tellement défigurés qu'il est impossible de se prononcer.

A côté de ce portail, on voit encore à l'extérieur un autel où les prêtres qui se rendaient à St-Jacques de Compostelle pouvaient dire la messe en passant, avant l'heure où l'église s'ouvrait. Sorde était sur l'ancienne voie romaine *ab Aquis ad Asturicas*, et cette voie a existé, croit-on, jusqu'au XIV$^{e}$ siècle.

Mais ce qu'on trouve de plus remarquable dans

cette église, ce sont les superbes mosaïques qui ornent le chœur.

Le pavement de l'abside se compose de sept ou huit carrés, formant des panneaux distincts, avec bordures et séparations très nettes, juxtaposées comme des tapis qu'on aurait mis à côté les uns des autres pour couvrir le sol d'un appartement.

Ces mosaïques sont évidemment gallo-romaines et proviennent d'une villa qui, d'après M. Dompnier de Sauviac, occupait l'emplacement sur lequel l'abbaye fut construite par Charlemagne, si on en croit la tradition. Ce qu'il y a de sûr, c'est que dans l'ancien parc du couvent, à une profondeur de 0,60 c. au plus, on trouve encore, sur une très grande étendue, des mosaïques en tout semblables à celles de l'Eglise.

On en trouve également, à deux kilomètres plus loin, dans les ruines d'une ancienne villa, à la métairie de *Barat de Vin.*

En face de ces ruines, dans les flancs d'un coteau formé par des roches nummulitiques, MM. du Boucher et Raymond Pottier ont découvert en 1872 plusieurs grottes de l'âge préhistorique, dit du renne, qui ont été fouillées plus tard par MM. L. Lartet et Chaplain-Duparc, et qui ont fourni de quoi faire tout un Musée.

De Sorde, on pourra facilement se rendre à Bidache en passant par une autre ancienne abbaye, aujourd'hui en ruines, *Arthous*, où on verra de magnifiques chapiteaux romans.

Bidache est à 9 kil. de Peyrehorade. Le château dont les ruines se dressent dans un site ravissant, a appartenu à la famille de Grammont. Il ne date que de la Renaissance et serait facile à restaurer, ou du moins, avec beaucoup d'argent, on pourrait le refaire tel qu'il était.

---

## POUILLON, HABAS, ESTIBEAUX, MIMBASTE, NARROSSE

Pour se rendre à Pouillon, on suivra pendant huit kilomètres la route qu'on a déjà suivie pour l'excursion précédente.

On tournera à gauche à Bénesse et, à un kilomètre, les géologues pourront visiter les carrières de craie de *Caumayan* et du *Siti*. Ils pourront faire à *Couqué* une ample provision d'*Aragonites prismatiques*.

A *Bénaruc*, monticule élevé, du haut duquel on jouit d'une très belle vue, les archéologues pourront ramasser des silex taillés et visiter en passant une petite chapelle qui ne manque pas d'intérêt.

A Pouillon (14 kil.) ils verront une curieuse abside du XIe siècle ayant une date certaine, car il résulte d'une inscription encastrée dans le mur qu'un autel, contenu dans cette abside, fût consacré par un évêque de Dax, en 1025.

A 3 hilomètres au nord du bourg de Pouillon, qui porte encore le nom de *Vic*, ce qui indique que ce fût un *Vicus* gallo romain important, on trouve, en remontant le tracé de l'ancienne voie romaine, une source salée appelée fontaine de *Biras*, *Bidas*, *ou Caoütrot*.

Sa température est de 19°, et le débit en a été évalué à 90,000 litres par jour.

Cette eau est très estimée des médecins de la contrée. Ils l'utilisent avec succès dans les maladies de l'estomac et du foie.

Au siècle dernier, Raulin (1) vantait ses propriétés et la préférait aux eaux d'Allemagne, et notamment à celles de Sedlitz et de Seydschütz. « Ces dernières, « disait-il, ressemblent aux eaux de Pouillon par « leurs vertus purgatives, mais elles en diffèrent « par une saveur infiniment plus amère. Elles ne « contiennent qu'un sel neutre ; tandis que celles « de Pouillon, légèrement salines, sont riches en « principes minéraux et par conséquent, à tous

(1) Raulin. — Traité analytique des eaux minérales (1774). Exposition succincte des principes et des propriétés des eaux minérales qu'on distribue au bureau de Paris (1775).
Parallèle des eaux minérales d'Allemagne qu'on transporte en France et de celles de la même nature qui sourdent dans le royaume (1777).

« égards, préférables aux autres, comme il est « démontré par les analyses suivantes. » (L'auteur fait allusion aux analyses des eaux de Sedlitz, Seydschütz et Pouillon, ces dernières dûes à MM. Venel, Costel et Mitouart) « Unique dans son espèce « et par ses propriétés, elle est, d'après M. Raulin, « stomachique, laxative, catharctique, dissolvante, « apéritive, résolutive, tonique, fébrifuge, emmé- « nagogue. »

Elle purge puissamment; cependant, ajoute le même auteur, on peut en prendre trois ou quatre jours de suite sans crainte de s'affaiblir; comme elles sont également stomachiques, elles soutiennent le ton des fibres, ne causent jamais de superpurgations, de tranchées, de coliques, pas même d'irritation.

« Lorsqu'on s'en purge, il est inutile de prendre « d'autre boisson, et il est permis de déjeuner une « heure et demie ou deux heures après les avoir « prises. »

L'usage de l'eau de Pouillon est très commun dans le pays, et la fontaine de Bidas est un lieu de pèlerinage très fréquenté par les gens de la contrée qui s'y rendent une ou deux fois par an pour se « lessiver. » C'est par caravanes de 200 à 300 que les pèlerins vont à la source et ce n'est pas un spectable des moins curieux que d'assister à une séance de purgation. Hommes et femmes ingurgitent des verrées d'eau « jusqu'à ce que celle-ci soit « rendue à la sortie aussi claire et aussi limpide « qu'à son entrée dans la bouche. » Aussi, est-ce par trente, quarante et cinquante verres qu'elle est absorbée par nos braves paysans !!! On comprend après cela que le « ramonage » (expression locale) opéré de haut en bas, comme chez les Auvergnats, soit complet et que l'effet purgatif soit obtenu, au grand contentement des opérateurs !!!

Cela fait, ils font dans des bouteilles ou de petits fûts une ample provision d'eau et montent dans leurs véhicules pour regagner le logis, car ils ont eu soin de ne pas venir à pied, prévoyant l'impossibilité où ils se trouveraient de marcher après la séance.

Le retour des voyageurs, comme on le pense bien, ne se fait pas d'une traite, et des arrêts nombreux *émaillent* jusqu'à liquidation complète, les abords de la route suivie.

En dehors de cet usage empirique et traditionnel parmi nos populations, l'eau de Pouillon, employée d'une façon sage, méthodique et modérée, rend d'incontestables services à une foule de nos malades.

Par sa composition chimique, elle est absolument semblable à celle de Kissingen en Bavière (source

Rakoczy), ainsi qu'on peut s'en rendre compte par les deux analyses suivantes :

| EAU DE POUILLON *(Source de Biras)* | | EAU DE KISSINGEN *(Source Rakoczy)* | |
|---|---|---|---|
| Acide carboniq. libre. | 4cc87 | Acide carboniq. libre | 1575cc00 |
| Oxygène. . . . . . . . | 1 43 | | |
| Azote . . . . . . . . . | 93 70 | | |
| Total . . . . . | 100cc00 | | |

| | Eau : 1 litre | | Eau : 1 litre |
|---|---|---|---|
| Chlorure de sodium. | 5g13513 | ——— | 5g2713 |
| id. de potassium | 0 03290 | ——— | 0 5024 |
| id. de lithium . . | » | ——— | 0 0207 |
| id. de calcium. . | 1 02600 | ——— | » |
| id. de magnésium | 0 10360 | ——— | 0 5777 |
| Bromure de potassium. . . | Traces. | ——— | » |
| id. de sodium . . | Traces. | ——— | 0 0029 |
| Azotate de soude . . | Traces. | ——— | 0 0032 |
| Sulfate de soude. . . | 1 63535 | ——— | » |
| id. de chaux. . . | 1 68780 | ——— | 0 5765 |
| id. de magnésie . | » | ——— | 0 8968 |
| id. de strontiane. | Traces. | ——— | » |
| Bicarbonate de chaux | 0 27930 | ——— | 1 3920 |
| id. de magnésie . | 0 12580 | ——— | 0 0346 |
| id. de protoxide de fer | 0 00410 | ——— | 0 0599 |
| Phosphate de chaux. | 0 00300 | ——— | 0 0862 |
| Alumine. . . . . . . | » | ——— | » |
| Silice . . . . . . . . | 0 02500 | ——— | 0 0195 |
| Matières organiques . | Indéterm. | ——— | » |
| Totaux. . . . . | 9 95798 | Total . . . . | 9 4427 |
| | (F. COUDANNE). | | (LIEBIG). |

L'eau de Pouillon est administrée avantageusement, à la dose de deux à six verres par jour, dans certaines affections de l'estomac, du tube digestif et de ses annexes, dans le cas d'engorgement de vaisseaux du système de la veine porte. Son action se traduit par une légère excitation des sécrétions à la surface de toutes les muqueuses, particulièrement du côté de l'appareil digestif, en un redoublement dans l'appétit, une accélération de la circulation sanguine et en une impulsion nouvelle donnée aux fonctions de nutrition.

En outre de leur action purgative, elles sont toniques, excitantes et modérément dérivatives. A ce titre, elles sont utiles pour vaincre des constipations opiniâtres, en régularisant les fonctions des intestins, pour rappeler un flux hémorroïdal perdu ou supprimé intempestivement, ou pour favoriser l'évolution menstruelle.

Leurs propriétés sont précieuses, à tous ces points de vue, et légitiment amplement les louanges que le docteur Raulin leur décernait au siècle dernier.

De Pouillon à Habas il n'y a que 7 kilomètres. Habas est une petite ville des plus pittoresques, construite sur un côteau d'où on a une vue de montagne très belle et où on pourra visiter les peintures modernes de l'Eglise.

En revenant vers Dax, on passera près du bourg d'Estibeaux, dominé par un ancien donjon féodal, et les archéologues remarqueront sur le plateau depuis Estibeaux jusqu'à Mimbaste les nombreux tumulus fouillés par MM. Dufourcet et Testut. Ils pourront même s'arrêter sur les ruines de *Tastoa*, ville gallo-romaine recouverte aujourd'hui par nn marais sur une étendue de plus de 40 hectares. (1)

A Mimbaste, à l'endroit où la route traverse le ruisseau l'Arrigan, les géologues pourront ramasser de jolis fossiles dans des faluns du Miocène inférieur.

En traversant le Luy, le touriste remarquera le château d'Oro qui fut la propriété du savant naturaliste Borda qui y mourut en 1804, à l'âge de 86 ans, après avoir exprimé le désir que ses cendres fussent déposées au pied de la croix du cimetière de Saugnac, dont on voit de loin le clocher en forme de pigeonnier.

Je n'ai trouvé, disait-il en mourant, « de vraie philosophie et de vertus solides que dans la religion. »

Un peu plus loin, à Narrosse, à cinq kilomètres de Dax, se trouvait l'embranchement des deux voies romaines qui, de cette ville se dirigeaient, l'une vers Toulouse « *iter ab aquis ad Tolosam* », l'autre vers Saragosse « *iter ab aquis ad Asturicas* ». Au point de croisement des deux voies qui s'appelle encore en gascon « *La Crouzade*, » on voit une borne milliaire fruste, à laquelle les paysans ont donné le

(1) Voir les publications de M. G. Camiade sur les fouilles faites à *Tastoa*, bulletin de la Société de Borda. Années 1884-1885.

nom de « *Peyre-lounque* » et qui est l'objet d'une légende qui prouve, sinon sa destination, du moins sa haute antiquité. En arrivant à Dax on passe entre deux stations préhistoriques décrites par M. du Boucher dans son travail sur les Aquenses primitifs, ou *Dax avant l'histoire.* (Bulletin de la Société de Borda).

---

## MONTFORT — GAMARDE — POYANNE — PRÉCHACQ — DIVIELLE

En allant de Dax à Montfort (19 kil.), on traverse la commune de Hinx qui n'offre de remarquable qu'un vieux château du XIIIe siéle et un des nombreux camps que les romains avaient établis à une certaine distance de notre ville, comme autant de forts détachés. Ils avaient, longtemps avant nos officiers du génie, pratiqué ce moyen de défense à la mode aujourd'hui, et si des fortifications modernes viennent jamais à être faites autour de notre ville, dont l'importance stratégique existe toujours, nous verrons, comme on l'a déjà vu en Afrique, que les points qu'on devra fortifier seront précisément ceux qui l'avaient été par les conquérants des Gaules.

Le camp de Hinx qui s'appelle *Birecastet*, est

carré et présente la forme et les dimensions classiques des camps romains.

Montfort est une des rares Bastides qui aient existé aux environs de Dax ; malheureusement la porte du XIVe siècle, seul reste de ses fortifications, vient de disparaître, démolie sans nécessité, malgré les protestations des archéologues,

L'Eglise, comme on le voyait quelquefois, était en dehors des murs. Son abside est très intéressante : on y trouve des chapiteaux en tout semblables à ceux de St-Paul.

La vue qu'on a de Montfort est vraiment splendide. Du haut d'un belvédère appartenant à un naturaliste distingué, M. Dupaya, l'œil ne voit que clochers (on en compte plus de cent), villages, champs admirablement cultivés, prairies vertes, végétation superbe et, tout au fond, venant encadrer ce délicieux paysage, les pyrénées depuis St-Jean-de-Luz jusqu'à Bagnères-de-Bigorre.

En descendant de son belvédère on devra demander à M. Dupaya de voir son Musée. Il contient une collection, à peu près complète, des oiseaux et des divers animaux de la région, tous naturalisés par lui.

Poyanne est à 5 ou 6 kilomètres de Montfort ; on pourra y visiter un magnifique château Renaissance ayant appartenu à l'une des familles les plus anciennes du pays qui a fourni plusieurs gouverneurs à la ville et au château de Dax qui s'appelait aussi autrefois château de Poyanne : la place qui est devant le château a seule conservé ce nom.

De Poyanne on revient à Dax par Gamarde, Préchacq et Pontonx.

A Gamarde (20 kilomètres) on aperçoit, tout d'abord, à l'entrée du bourg, de vieilles fortifications en terre qui portent le nom significatif de « La Tourate » où était placée au XVe siècle une énorme bombarde dont on peut voir encore tout au tour des projectiles en pierre d'un diamètre presqu'aussi grand que ceux commandés à la même époque par la municipalité de Bordeaux, d'après des textes récemment envoyés à la Société de Borda par M. le comte de Chasteigner.

Un peu plus loin, les romains avaient défendu le passage du Louts par un très beau camp admirablement conservé.

L'Eglise de Gamarde est à peine terminée. On devra s'arrêter pour la visiter ; c'est un petit chef d'œuvre gothique dont le plan fait grand honneur à son auteur, l'ancien curé de la paroisse.

La commune de Gamarde possède sur les bords du Louts, à une distance de 3 à 400 mètres environ l'une de l'autre, deux sources sulfureuses froides (de 14° à 15° centigrades) qui ont donné lieu à deux petits établissements : le *Bucurron* ou *Vieux Gamarde* et *Sainte-Marie* (1).

(1) Les recherches hydrologiques du département des Landes à l'exposition universelle de 1878.

La source de « Bucurron » est connue de temps immémorial, tandis que la découverte de celle de Ste-Marie ne date que de 1864. L'une et l'autre ont été l'objet d'études sérieuses qui ont définitivement démontré, entre autres particularités, que l'eau du « Vieux Gamarde » d'ailleurs plus minéralisée, était également plus riche en principes sulfurés que celle de Ste-Marie.

Voici l'analyse des deux sources.

Eau du Buccuron ou Vieux Gamarde

PAR

M. FILHOL, DE TOULOUSE

1 litre d'eau a donné :

| | | |
|---|---|---|
| Sulfhydrate de calcium . . | 0 gr | 0844 |
| Chlorure de sodium | 0 | 5200 |
| Sulfate de potasse. . | 0 | 0037 |
| — de soude . . | 0 | 0607 |
| — de chaux . . | 0 | 1060 |
| Carbonate de chaux. | 0 | 1563 |
| — de magnésie. | 0 | 0462 |
| — de lithine | Traces. | |
| — de strontiane | Traces. | |
| — d'ammoniaque | Traces. | |
| Silice. . . . . . . . | 0 | 0120 |
| Phosphate de chaux | Traces. | |
| Matière organique. . | 0 | 1000 |
| Total . . . | 1 gr | 0893 |

Cette eau contient en outre des traces d'iode, de fer, de manganèse, de cuivre et d'acide borique. Elle contient enfin $0^{m}$1030 par litre d'acide carbonique libre.

Eau de la source Ste-Marie

PAR

M. Félix COUDANNE

1 litre d'eau a donné :

| | | |
|---|---|---|
| Acide sulfhydrique libre. . | 0 gr | 0020 |
| Sulfate de calcium . | 0 | 0493 |
| Chlorure de sodium | 0 | 3535 |
| Chlorure de potas. . | 0 | 0219 |
| Bicarbo. de chaux . | 0 | 1286 |
| — de soude. . | 0 | 0454 |
| — de magnésie. | 0 | 0016 |
| — de fer . . . | Traces | |
| — de lithine . | Traces | |
| Bromure alcalin. . . | 0 | 0187 |
| Silicate d'alumine. . | 0 | 0187 |
| Total . . . | 0 gr | 6210 |

Notons que cette eau, analysée par M. V. Meyrac, *avant le captage*, donna comme principes minéraux un total de 1 gr. 346740, tandis que le résultat acquis par M. Coudanne *après le captage* ne donne plus que 0 gr. 6210.

Exception faite de l'eau de Challes, dit le docteur Garrigou, les eaux du « Vieux Gamarde » sont les plus sulfurées des eaux connues et elles se rapprochent, sous les rapports les plus essentiels, de l'eau de St-Boès, dans les Basses-Pyrénées.

Elles appartiennent, l'une et l'autre, au groupe des *sulfurées calciques sulfhydratées-sulfhydriques* et sontanalogues à celles d'Enghien. La seule différence à signaler entre St-Boès et Gamarde, c'est que la première contient un peu d'huile de pétrole.

Les eaux de Gamarde, soit du Buccurron, soit de Sainte-Marie, se conservent indéfiniment en bouteille et ne s'altèrent pas par le transport.

Nous en conseillons l'usage interne à beaucoup de nos malades et cette médication aide puissamment, dans certains cas particuliers, au résultat de la cure thermale.

Ces eaux s'adressent tout spécialement, dit le docteur Saintorens (1), aux affections catarrhales des voies respiratoires chez les lymphatiques et les scrofuleux; elles rendent également de grands services dans certaines maladies de la peau, les gastrites et les gastralgies chroniques et quelques intoxications, telles que les fièvres paludéennes rebelles, l'intoxication saturnine, la pellagre, etc., etc.

(1) Docteur Albert Saintorens. — Les eaux sulfureuses de Gamarde, 1883.

La petite station de Gamarde n'est guère fréquentée que par les habitants du pays. A quelques pas des buvettes et des bains sont deux hôtelleries où ils trouvent le nécessaire.

Entre Gamarde et Pontonx on pourra, en faisant un léger détour, aller visiter l'établissement thermal de Préchacq.

La source de Préchacq (1) n'est pas moins curieuse, disent MM. Thore et Meyrac (2), que la Fontaine Chaude de Dax. Son débit serait de 2.500.000 litres par jour.

Elle est utilisée dans un bâtiment spacieux renfermant des piscines et des baignoires. Il y a, en outre, des bassins de boues thermales analogues sinon semblables à celles de Dax : aussi, y combat-on avec succès les rhumatismes.

En réunissant les observations qui ont été recueillies sur la température de cette source, on trouve qu'elle serait susceptible de varier de 47°6 à 54°.

Cet établissement thermal n'est guère fréquenté que par des gens du pays. L'installation balnéothérapique y est tout à fait primitive.

A Pontonx on rejoint la route nationale n° 10, de Paris à Madrid.

(2) Recherches hydrologiques du département des Landes.

(3) Mémoire sur les eaux et boues thermales (1809).

Il y avait autrefois dans ce village un Prieuré fondé par l'évêque Gombaud, sur la porte duquel il avait, comme à St-Vincent, fait sculpter le Christme de Navarre. L'histoire de ce Prieuré important a été publiée par M. l'abbé Gabarra, curé de Cap-Breton, et contient des documents très intéressants pour l'histoire de la contrée (1).

Il ne reste plus rien de ce Prieuré pas plus que du Château ayant appartenu au Marquis de Pontonx.

A moitié chemin, environ, de Pontonx à Dax, on aperçoit au pied du coteau, à gauche, de l'autre côté de l'Adour, le petit clocher de l'antique abbaye de Divielle (Dei Villa). Elle fut fondée au XIIe siècle.

Le cloître de Divielle devint au XIIIe siècle le cimetière de tous les notables de Dax et de la contrée. Tout le monde voulait se faire enterrer à Divielle, si bien qu'en 1230 Gratien II, évêque de Dax, dût intervenir pour mettre un terme à cet engouement. Les cercueils étaient portés de Dax à l'Abbaye sur des bateaux qui remontaient l'Adour.

Le couvent de Divielle fut brûlé par Montgommery, en 1569. Aujourd'hui l'Abbaye appartient à l'ordre des trapistes. On peut visiter leurs magnifiques cultures et leurs étables modèles. La chapelle est toujours sous les scellés depuis l'exécution des

(1) Pontonx-sur-l'Adour et Prieuré de St-Caprais, par l'abbé J.-B. Gabarra. — Aire, Dehez, 1873.

décrets Ferry, et les pauvres religieux sont presque tous en Espagne, à l'exception du P. Prieur et d'un ou deux frères.

Il ne reste plus rien des constructions anciennes, rien, du moins, qui puisse intéresser les Archéologues.

A deux kilomètres de Dax, au passage à niveau de *Cabanes*, les géologues pourront s'arrêter pour ramasser, à droite et à gauche de la route, et à quelques centaines de mètres au plus, de nombreux fossiles de Miocène admirablement conservés, et d'espèces très variées que l'on trouve dans des falunières en exploitation. Le principal gisement est auprès d'un petit moulin des plus pittoresques qui, comme le passage à niveau, porte le nom de *Cabanes*.

---

## POUSTAGNAC ET LES FORGES D'ABBESSE ET D'ARDY

A deux kilomètres de Dax, après avoir quitté la route nationale de Paris en Espagne, on arrive, par un chemin des plus rustiques au Moulin *de Poustagnac*, appartenant à M. Lartigue. C'est une usine à vapeur très importante et un site des plus agréables créés par un travail intelligent. La place qu'occupe aujourd'hui cette magnifique propriété n'était, il y a quelques années, qu'un affreux marais.

La vacherie est installée avec une simplicité et en même temps un ordre des mieux compris. Les vaches sont nourries, une partie de l'année, avec du maïs vert conservé dans d'immenses silos. Leur lait sert à fabriquer d'excellents fromages qui commencent à être très avantageusement connus sur les marchés de Bayonne et de Bordeaux.

De plus, M. Lartigue a joint, tout dernièrement, à son usine une industrie, malheureusement bien prospère ; il a installé à côté de sa fromagerie une *Fabrique de vins*. Il y a une justice à lui rendre ; son vin fait avec des raisins secs est excellent !

A 4 kilomètres plus loin, se trouvent les forges d'Abbesse, appartenant à M. Boulart, ancien député des Landes, sîte agréable aux frais ombrages. Un peu plus loin encore, sur la route de Bayonne, sont les hauts-fourneaux d'Ardy appartenant au même propriétaire.

---

## SAUBUSSE

### (Bain de Joannin)

Les eaux et boues de Saubusse connues sous le nom de bains de « Joannin » sont situées sur la rive droite, et à 4 kilomètres de l'Adour, au milieu d'une lande marécageuse, à quelques centaines de mètres d'un moulin, dit Joannin.

L'installation consiste en une piscine en plein air, dont les côtés sont maintenus par des pieux et des planches et le fonds occupé par un lit épais de boue tourbeuse et dans laquelle se plongent pêle mêle les baigneurs des deux sexes.

La température du bain serait, d'après Raulin et Jacquot, de 38° en été et de 24° au printemps. En voici l'analyse dûe à MM. Thore et Meyrac (1809) :

| | Eau : 40 litres. |
|---|---|
| Muriate de magnésie . . . . . . | 0 gr. 956 |
| id. de soude . . . . . . . . . | 9 234 |
| id. de chaux . . . . . . . . . | 1 910 |
| Sulfate de chaux. . . . . . . . . | 0 956 |
| Substance savonneuse, glutineuse, jaunâtre . . . . . . . | 0 212 |
| TOTAL. . . . . . . . . | 13 gr 268 |

D'après M. Coudanne, l'analyse chimique de ces eaux convenablement captées donnerait sans aucun doute les mêmes résultats que celles de Dax; il devrait en être ainsi, car la source de Joannin doit être rattachée au même groupe géologique.

On ne fait usage de ces eaux qu'à l'extérieur dans les rhumatismes chroniques, les douleurs vagues et les engorgements articulaires.

En sus de ces excursions, d'intéressants voyages

peuvent se faire autour de Dax, sans que le traitement soit interrompu plus d'une journée. Il ne faut qu'une heure pour aller à Bayonne, à Biarritz et à l'embouchure de l'Adour. En deux heures on est en Espagne. Sur une autre ligne c'est Pau, Lourdes et les Pyrénées.

Il y a à Dax, dit M. Fauconneau-Dufresne, une société distinguée et hospitalière, et si les étrangers y devenaient assez nombreux, on pourrait, comme à Pau, y créer des distractions extérieures, car le pays est propice à tous les genres de sport.

En attendant, les baigneurs devront se contenter des courses aux chevaux et des courses aux taureaux qui constituent avec la musique et le théâtre, à peu près les seules distractions que Dax puisse offrir pour le moment aux étrangers ; ils pourront aussi assister à des régates et à des courses de vélocipèdes.

## COURSES AUX CHEVAUX

Depuis longtemps, la ville de Dax possédait un hippodrome et avait, tous les ans, dans les premiers jours de septembre, des courses peu importantes pour poneys et chevaux de demi-sang. Il y a un an, à peine, la Société hippique s'est réorganisée, elle a acquis un nouvel hippodrome, établi trois pistes, construit des tribunes et donné des courses sérieuses subventionnées par l'Etat et par les grandes Sociétés de Paris. Il y aura, à l'avenir, deux réunions, une en été, et une en automne ou au printemps. La réuion d'été aura lieu au mois d'août.

---

## COURSES AUX TAUREAUX

Pendant tout l'été de fréquentes courses aux taureaux ont lieu à St-Sébastien et dans les autres villes d'Espagne qui avoisinent le frontière. Tout le monde connait aujourd'hui ce magnifique spectacle, mais peu de personnes savent au juste ce que sont les courses Landaises. Moins solennelles que les courses espagnoles, elles offrent cependant un bien grand intérêt, et nos Landais en sont aussi enthousiastes et aussi fanatiques que leurs voisins d'au delà des Pyrénées.

On reproche aux Landais de remplacer souvent les taureaux par les *vaches*, mais ceux qui leur font ce reproche ne s'imaginent pas que nos petites vaches, habituées à toutes les roueries de leur métier, sont autrement dangereuses que les plus beaux taureaux castillans, qui eux, ne paraissent sur l'arène qu'une fois pour y mourir, après avoir franchement lutté sans malice contre l'homme et encore plus contre *la cape et les banderilles du toreador*. Nos écarteurs n'ont pour leur défense que leur adresse et leur agilité.

On pourra, du reste, comparer les deux spectacles en assistant aux courses Hispano-Landaises qui ont lieu tous les ans à Dax à la fin du mois d'août ou au commencement de septembre.

On pourra aussi, pendant tout l'été, aller voir des courses Landaises, soit à Dax, où il y en a fréquemment, soit à Montfort, à Tartas, à Mugron, à Peyrehorade et dans les localités voisines qui toutes ont leurs arènes et leurs courses.

---

## RÉGATES

Il y a à Dax une Société Nautique qui donne tous les ans des régates fort intéressantes, soit au mois de septembre, au moment des fêtes locales, soit à diverses époques de l'année. Les régates ont lieu sur l'Adour, juste en face de l'Etablissement des Baignots.

---

## COURSES DE VÉLOCIPÈDES

Dax possède aussi un veloce-club et un vélodrome. Il y a tous les ans plusieurs réunions où assistent les vélocipédistes les plus renommés de France et même quelques anglais (1).

## THÉATRE ET MUSIQUE

Le théâtre de Dax est de construction très récente, il est fort bien aménagé ; des troupes lyriques y donnent de fréquentes représentations, surtout pendant la saison thermale.

La Musique municipale, la fanfare des écoles laïques et les orphéons donnent tous les dimanches, pendant l'été, des concerts sur la promenade des Remparts, ou au Jardin Public.

Les élèves de l'école des Frères se font entendre aussi, tous les dimanches par quinzaine, dans le parc de l'Etablissement des Baignots. Ils ont une excellente fanfare, composée de tout petits enfants ; les solistes n'ont pas plus de 12 à 13 ans.

(1) Il y a même à Dax un fabricant de vélocipèdes, M. Lavignasse, dont les appareils ont déjà une grande réputation. Son usine est située sur la route de Peyrehorade.

# LA SOCIÉTÉ ET LE MUSÉE DE BORDA

Enfin bien des baigneurs, bien des touristes se sont félicités d'avoir rencontré à Dax, au fond des Landes, un groupe assez nombreux d'hommes intelligents et instruits, qui occupent leurs loisirs à des études historiques et scientifiques. Il y a parmi eux des gens de tout âge et s'adonnant aux spécialités les plus variées : des physiciens, des chimistes, des géologues, des minéralogistes, des archéologues, etc., etc., et tous se font un plaisir de se mettre à la disposition des étrangers qui leur sont présentés Non contents de leur faire un sympathique accueil, ils deviennent leurs guides et les font participer à des excursions on ne peut plus intéressantes.

Ils ont organisé un Musée qui, comme la Société qu'ils ont fondée en se réunissant, porte le nom du savant naturaliste Dacquois : François de Borda.

Ce Musée est installé dans trois salles de l'Hôtel de Ville : on peut le visiter le jeudi et le dimanche. Il contient des collections complètes de géologie et de minéralogie régionales, de paléontologie, d'ornithologie, de numismatique et d'archéologie gallo-romaine et préhistorique.

# TABLE DES MATIÈRES

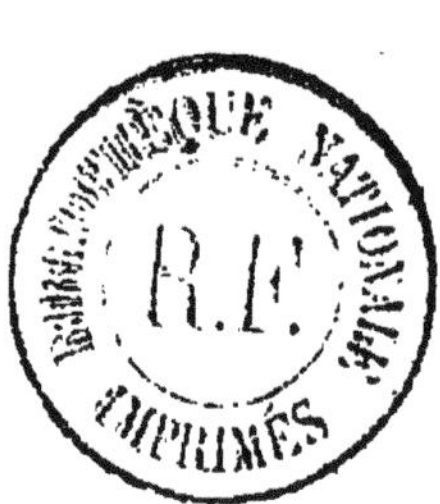

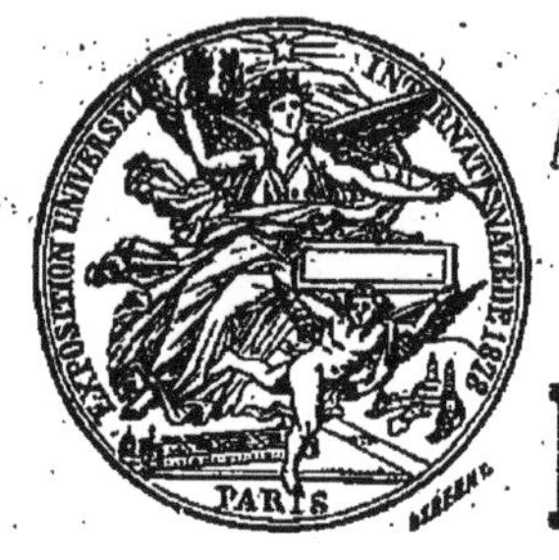


**A LA PROVIDENCE**

# MAISON

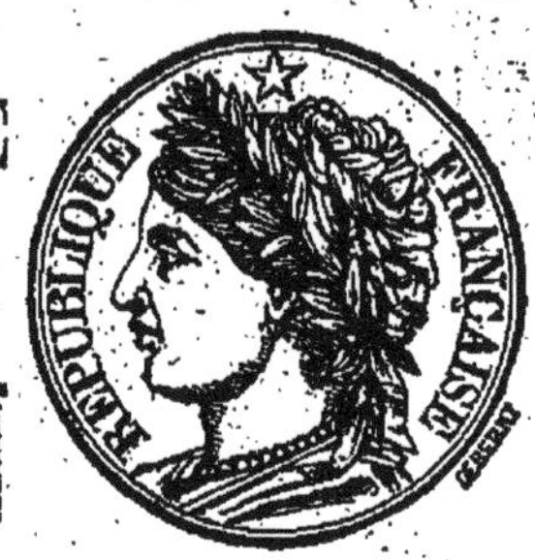


# DUCHATEAU

Fondée en 1830

## J.-M. SOULLIAC Sr.

30, Rue des Carmes et Rue Neuve, 23

DAX

---

## MODES

Chapeaux, Coiffures, Bonnets, Broderies, Dentelles, Rubans, Grand assortiment de Cravates et Foulards. Corsets, Ganterie. Spécialité d'articles de trousseaux, layettes. Costumes d'Enfants et de parures haute nouveauté pour Dames et Enfants.

**Spécialité d'articles pour Deuil**

La Maison est recommandée par la nouveauté, la fraîcheur et le prix modéré de ses produits.

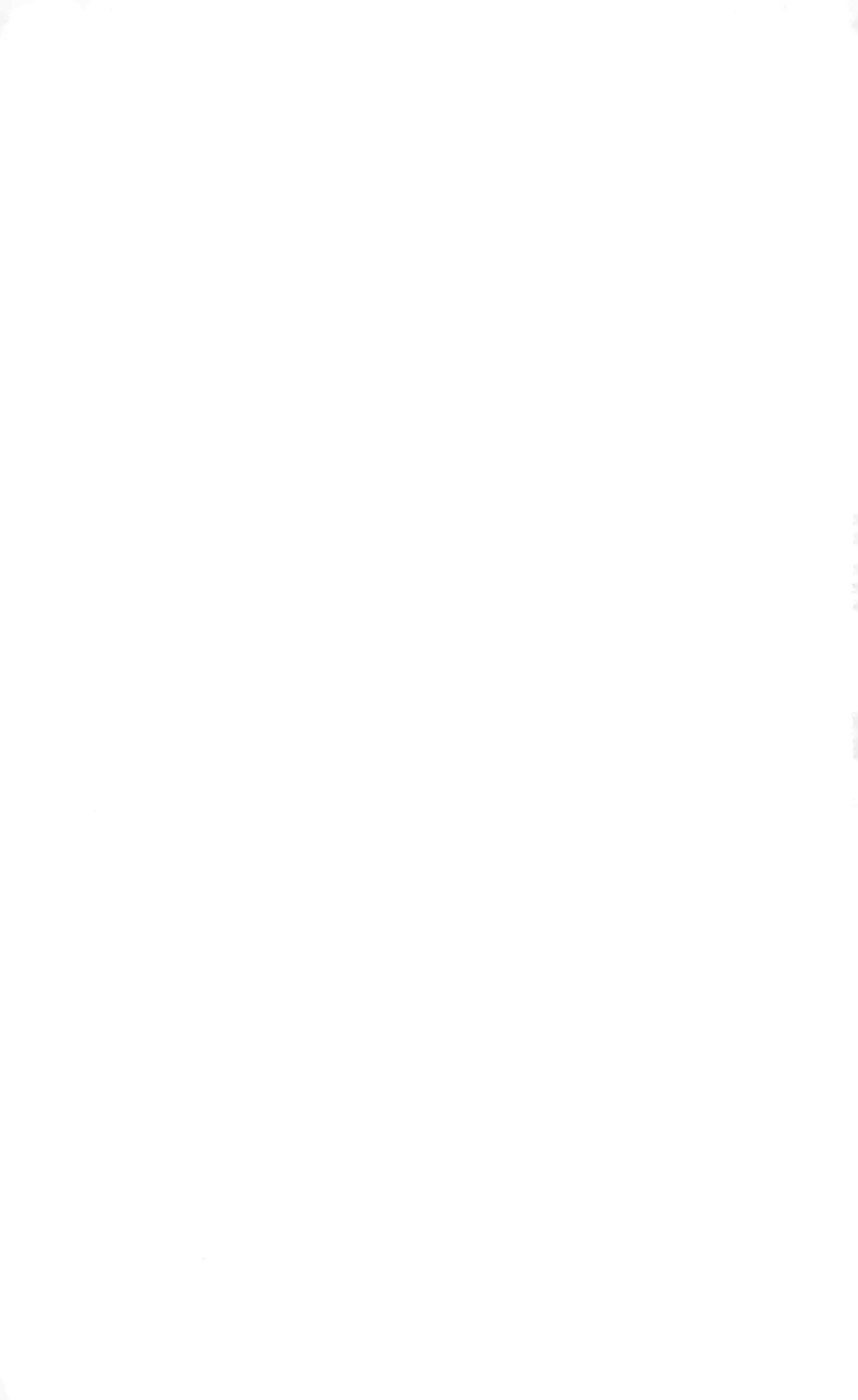

www.ingramcontent.com/pod-product-compliance
Ingram Content Group UK Ltd.
Pitfield, Milton Keynes, MK11 3LW, UK
UKHW020211250726
13967UKWH00003B/1401